아기별

아기별

글 그림 | 김근희·이담

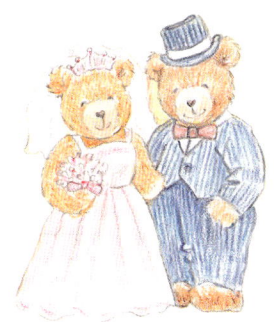

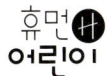

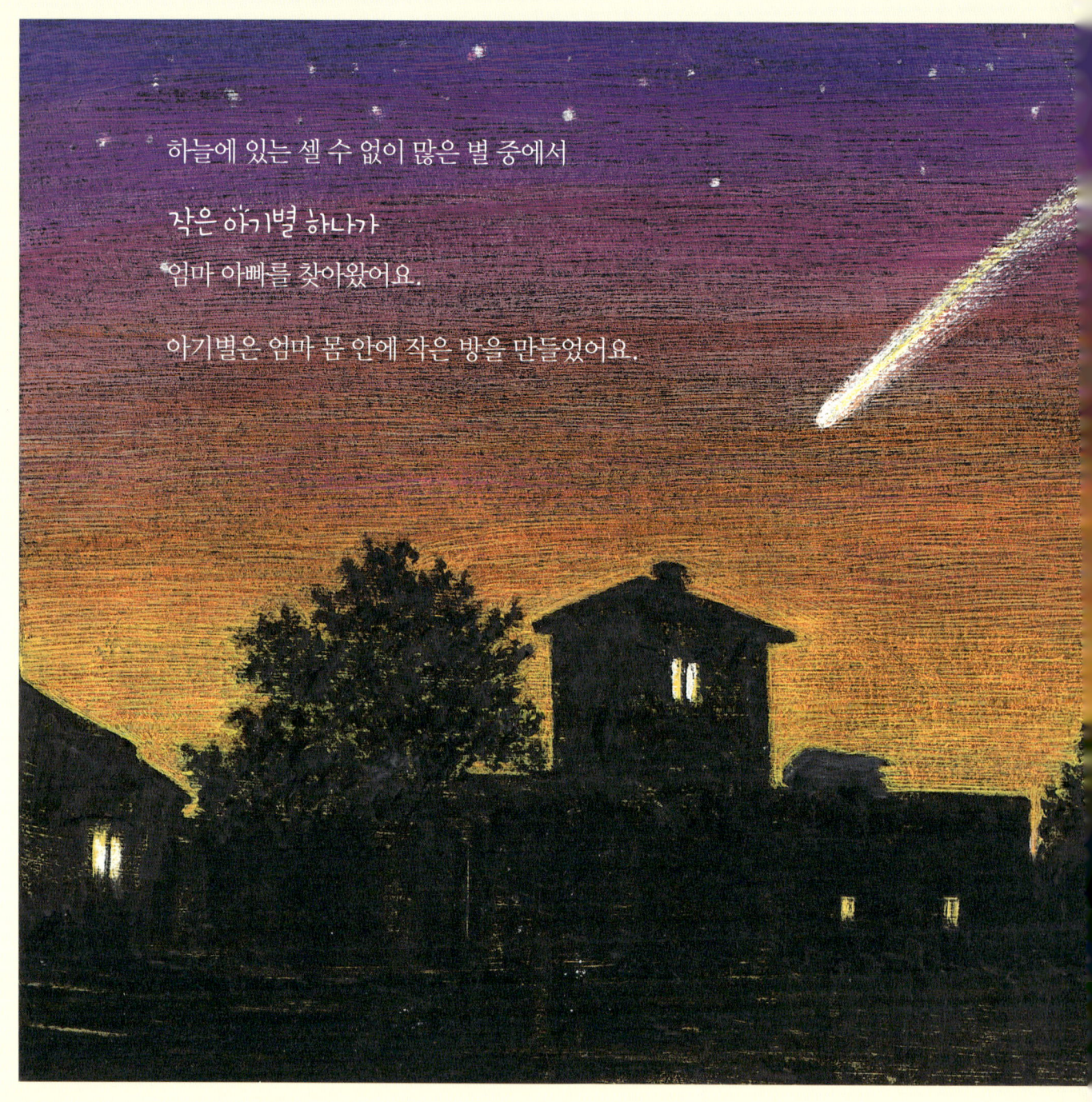

하늘에 있는 셀 수 없이 많은 별 중에서

작은 아기별 하나가
엄마 아빠를 찾아왔어요.

아기별은 엄마 몸 안에 작은 방을 만들었어요.

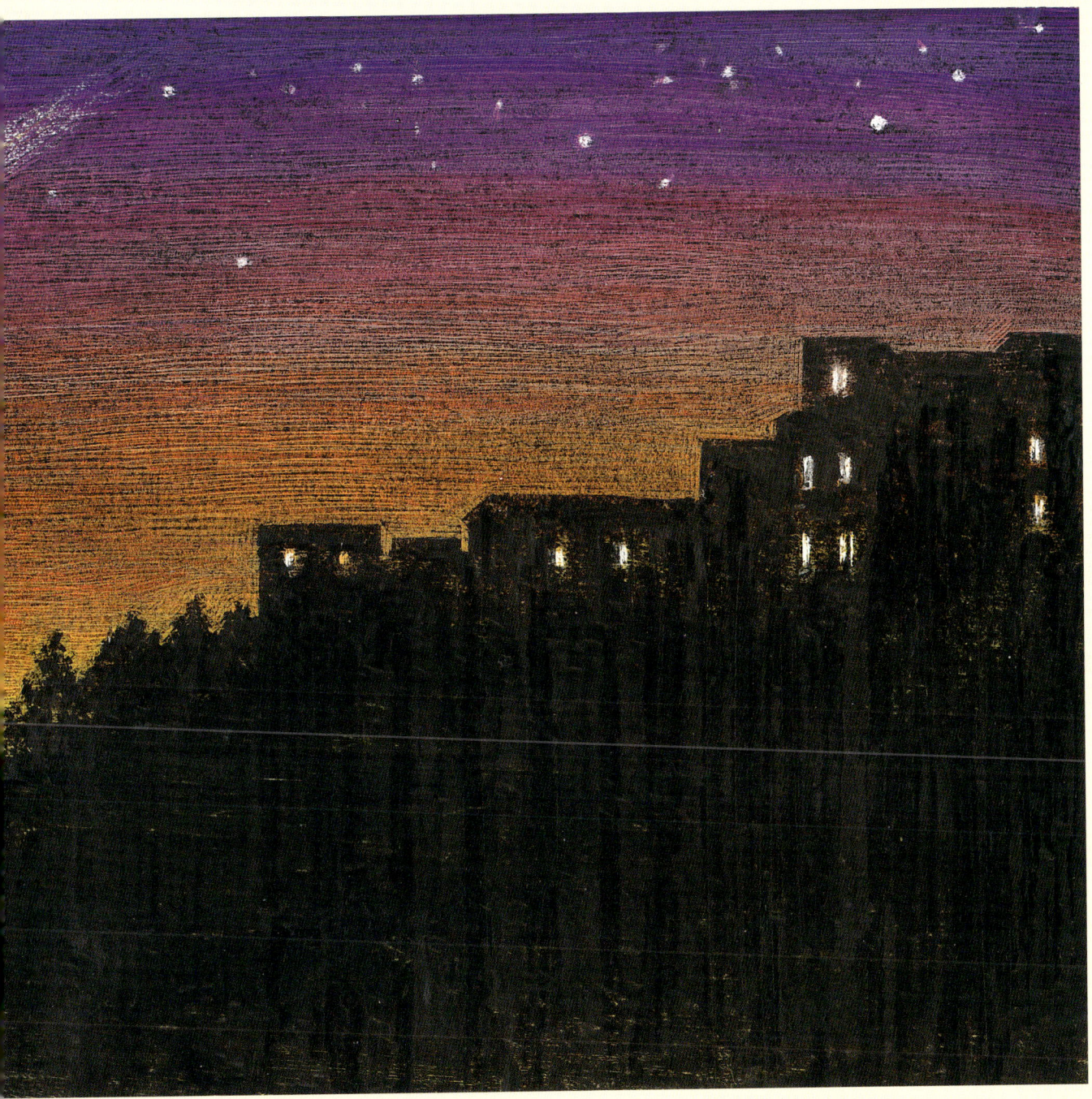

아기가 생겨서
엄마 아빠는 무척 기뻤어요.

엄마 아빠 마음은
앞으로 태어날 아기 생각으로 가득 찼어요.

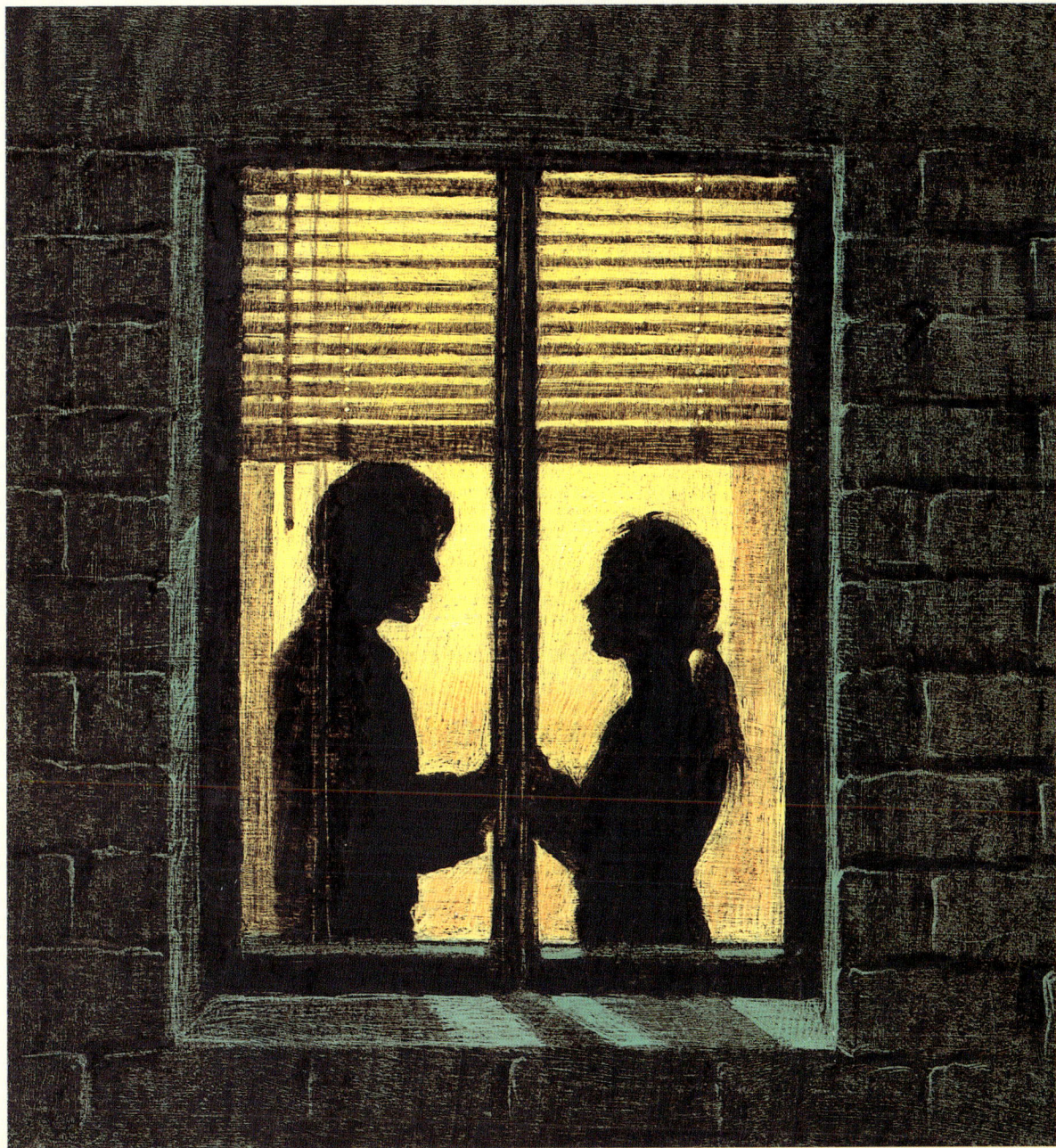

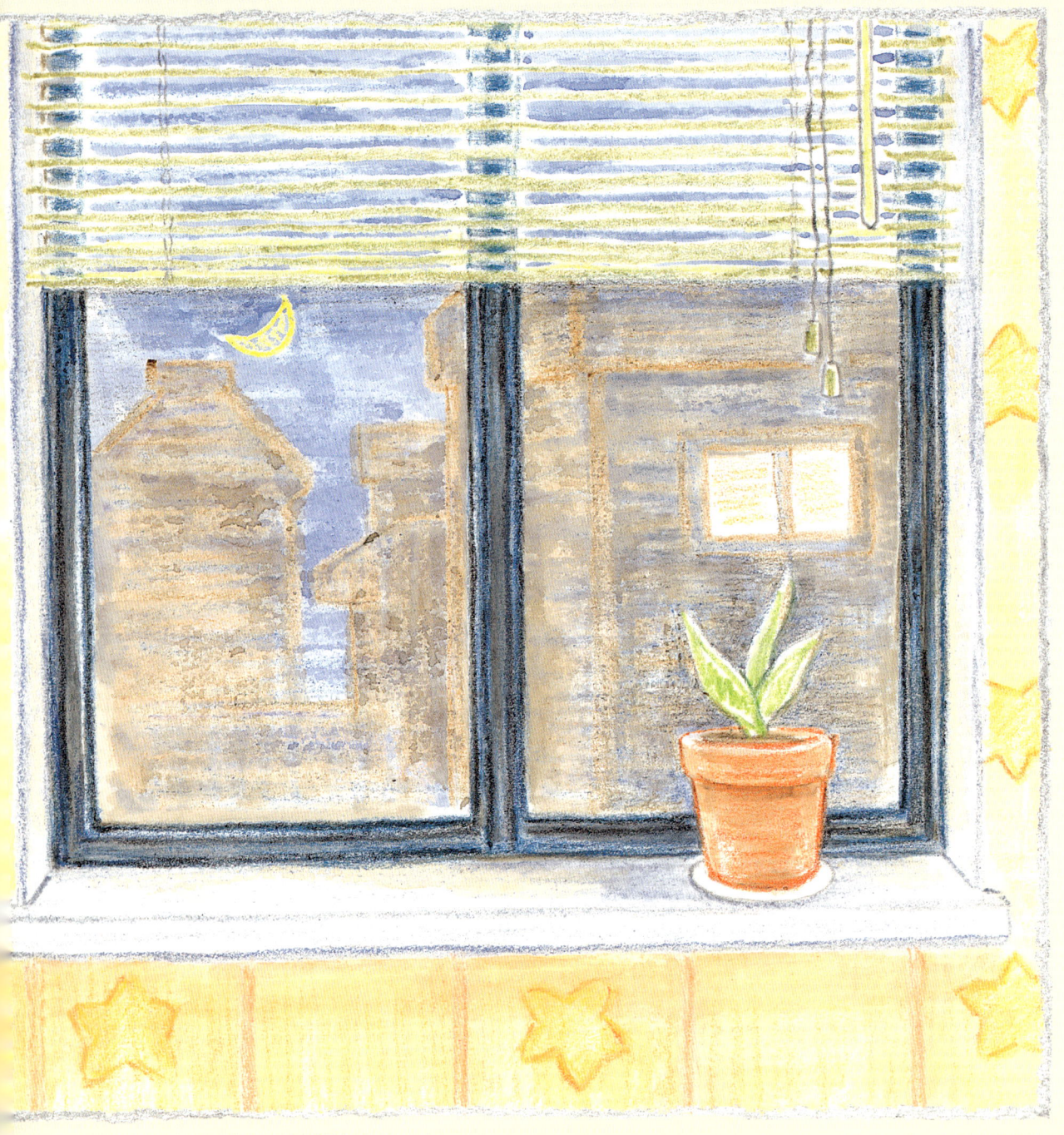

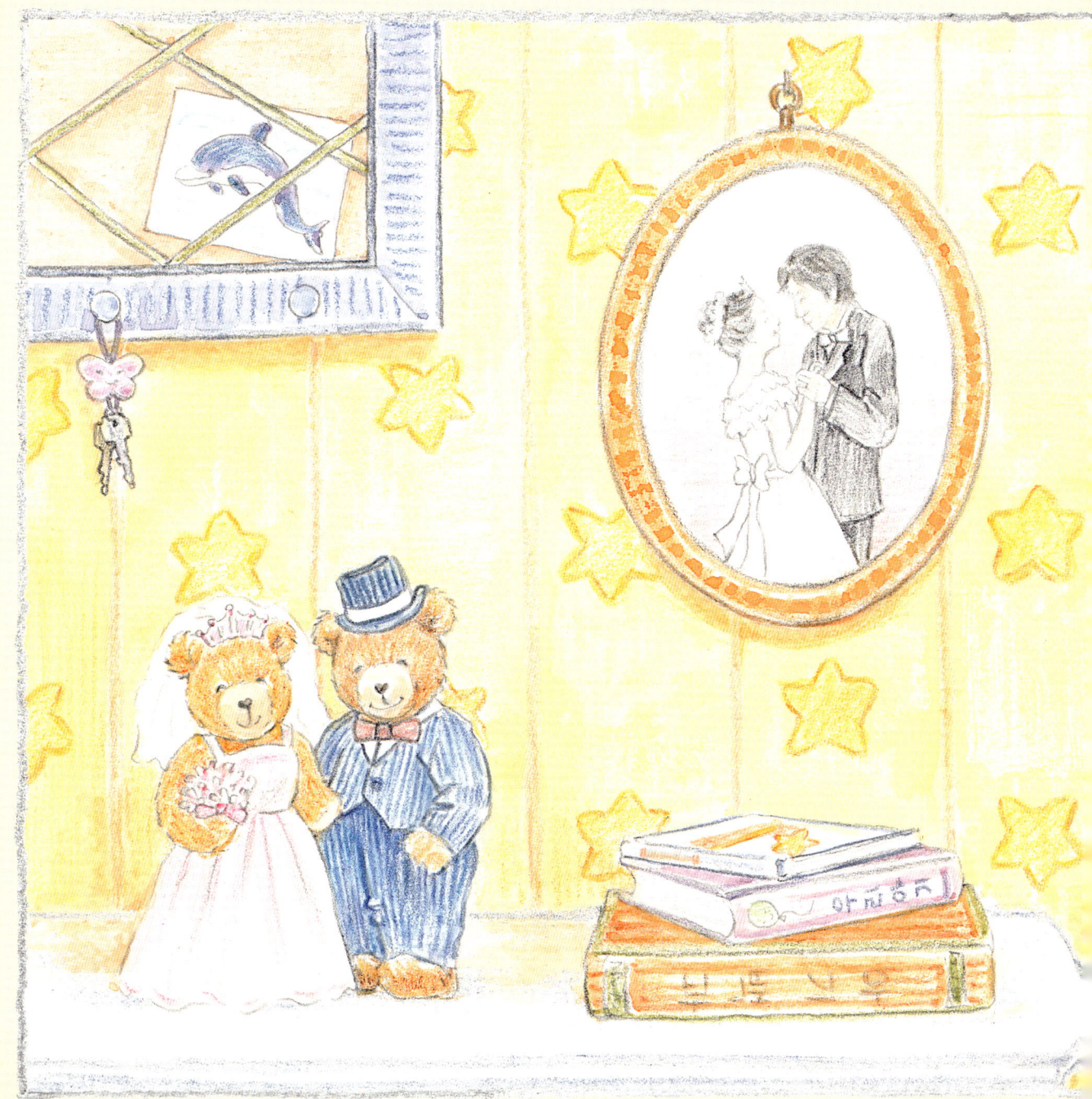

한 달이 되었어요.
창가 화분에 꽃이 피었어요.
"어머나, 예뻐라!"
"우리 아기도 이 꽃처럼 예쁠 거야."

엄마 아빠 마음에도
아기 꽃이 방긋 피어났어요.

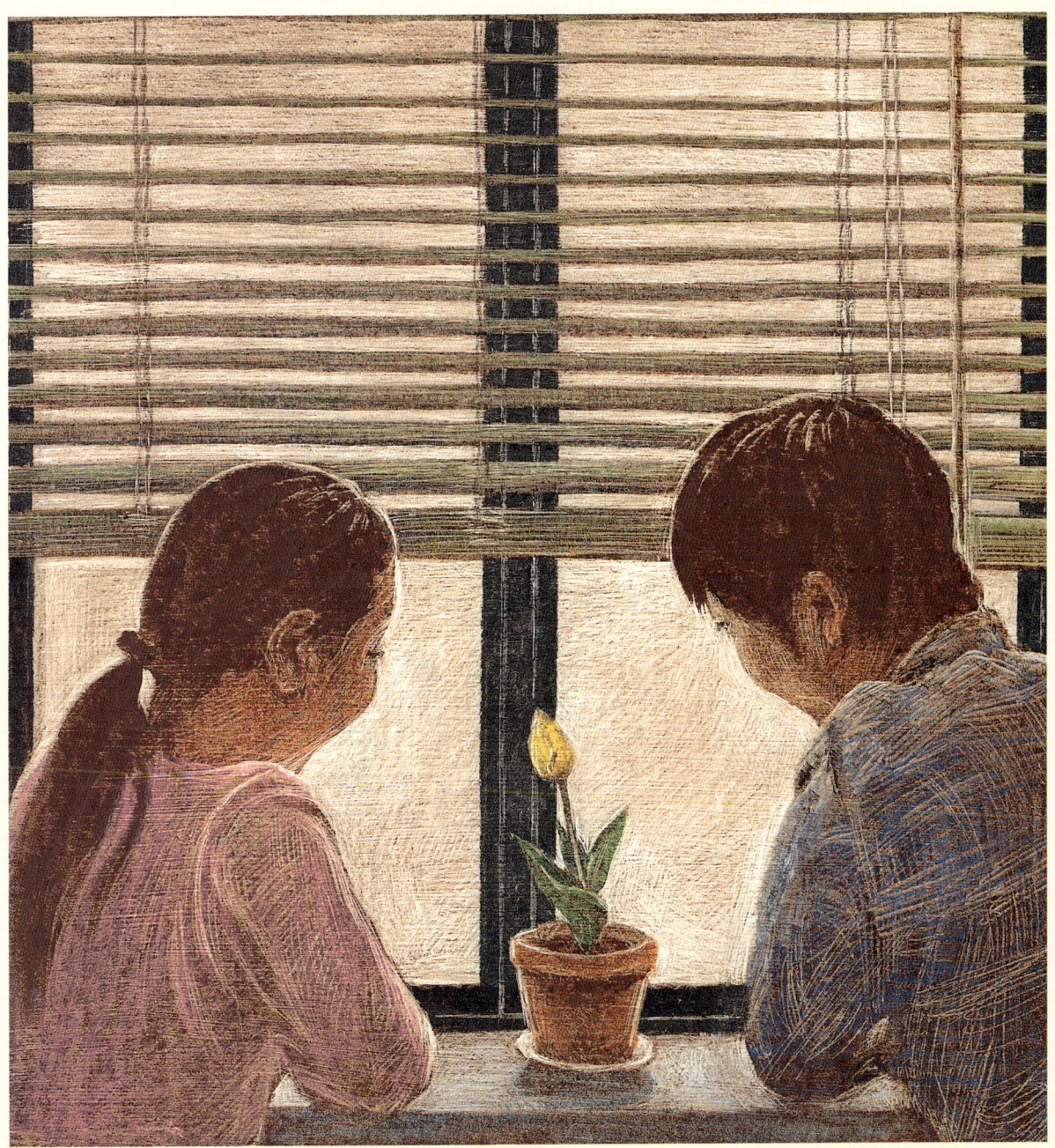

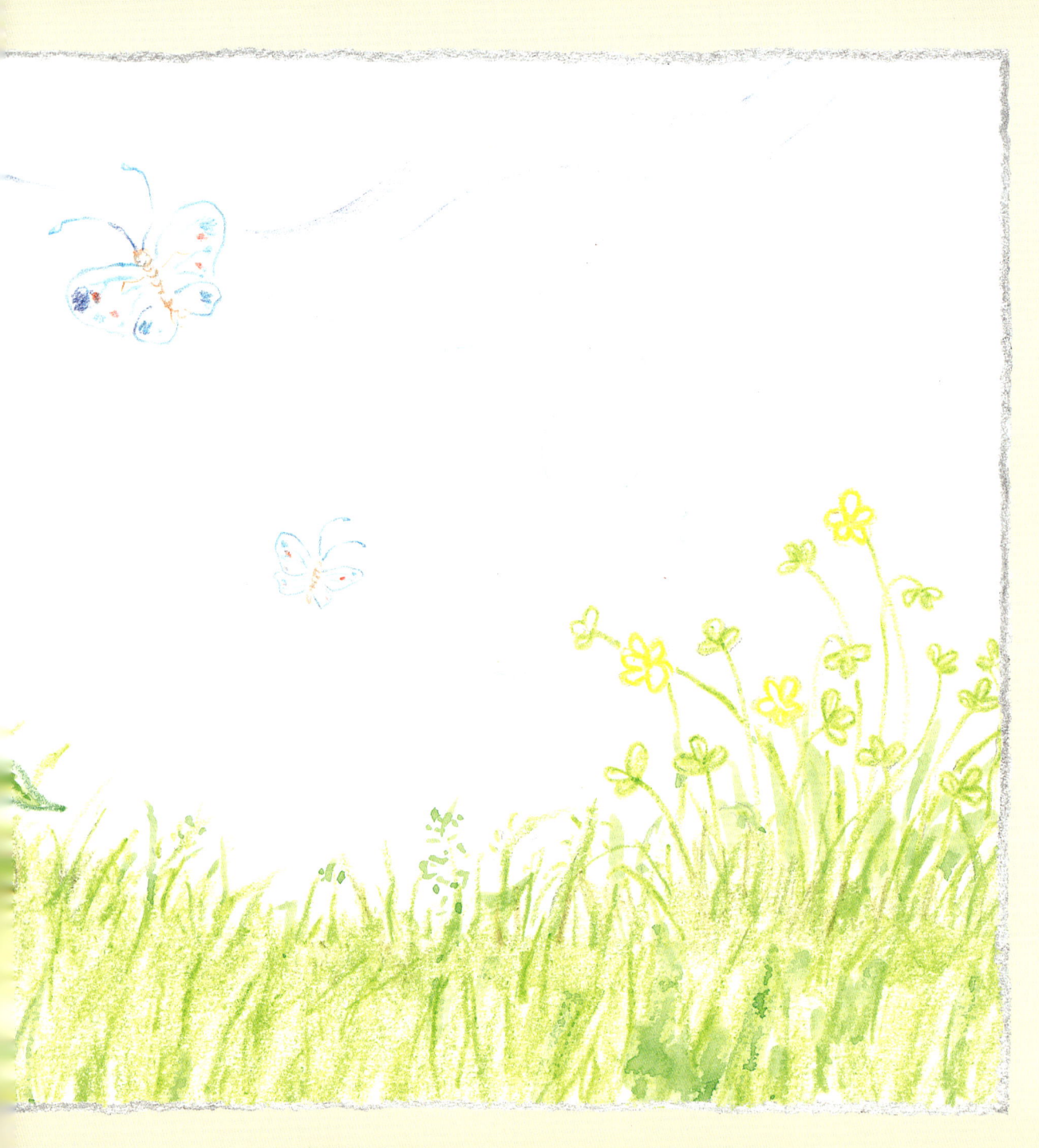

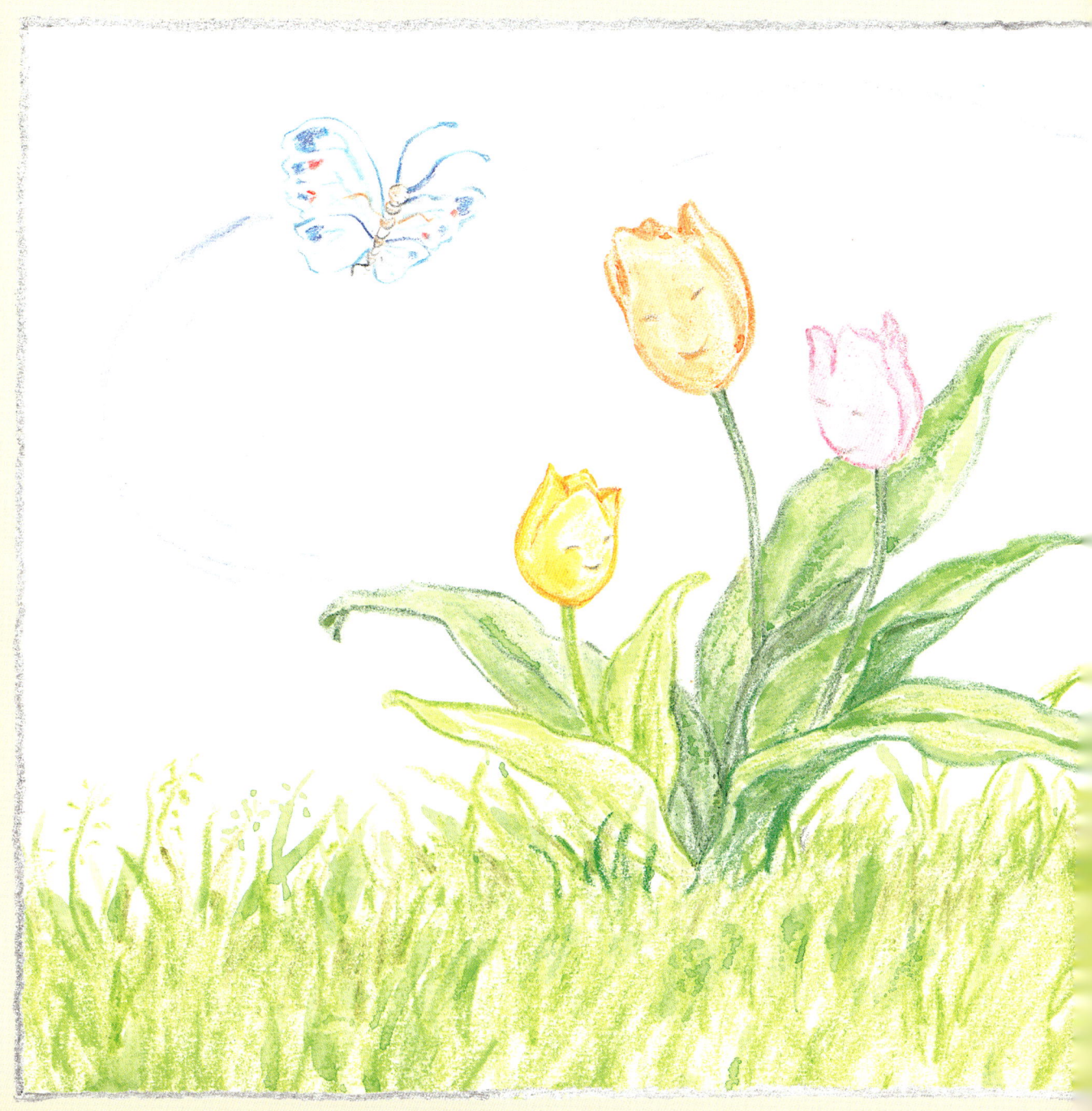

두 달이 되었어요.
새들이 모여 앉아 노래를 해요.
"또르릉, 짹짹, 찌르르."
"우리 아기 목소리도 저 새처럼 맑을 거야."

엄마 아빠 마음속에도
아기 새가 파드득 날아들었어요.

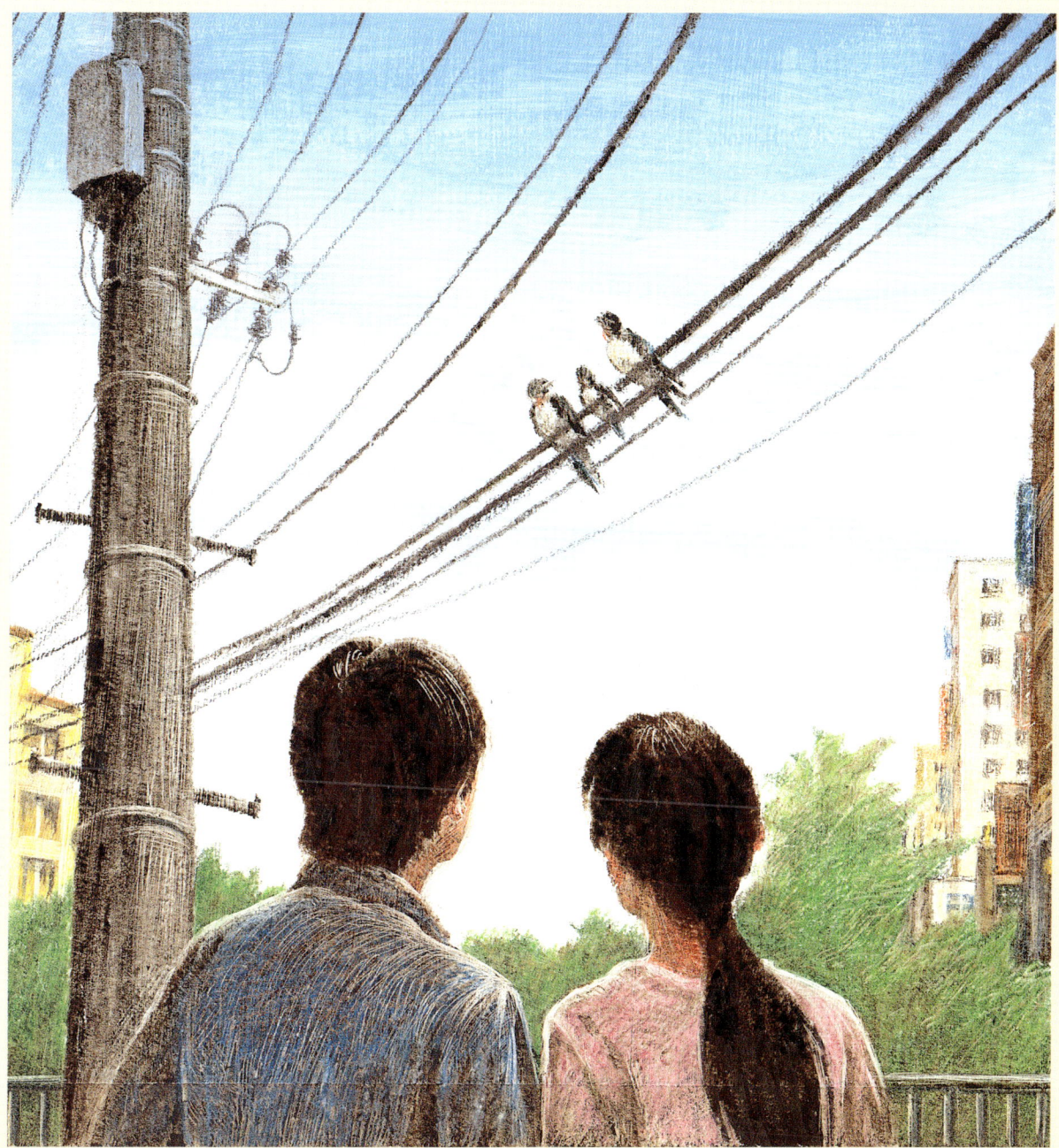

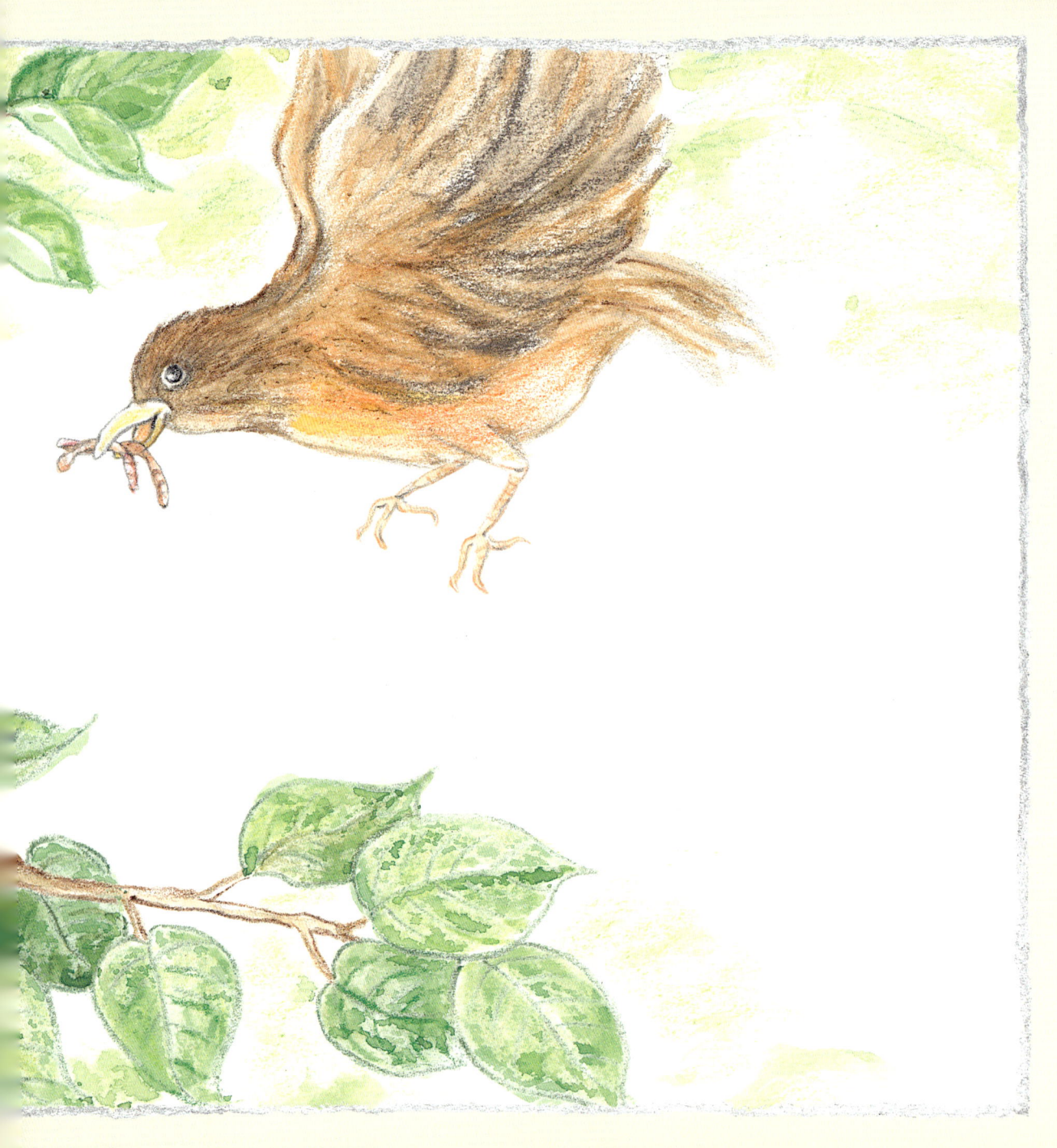

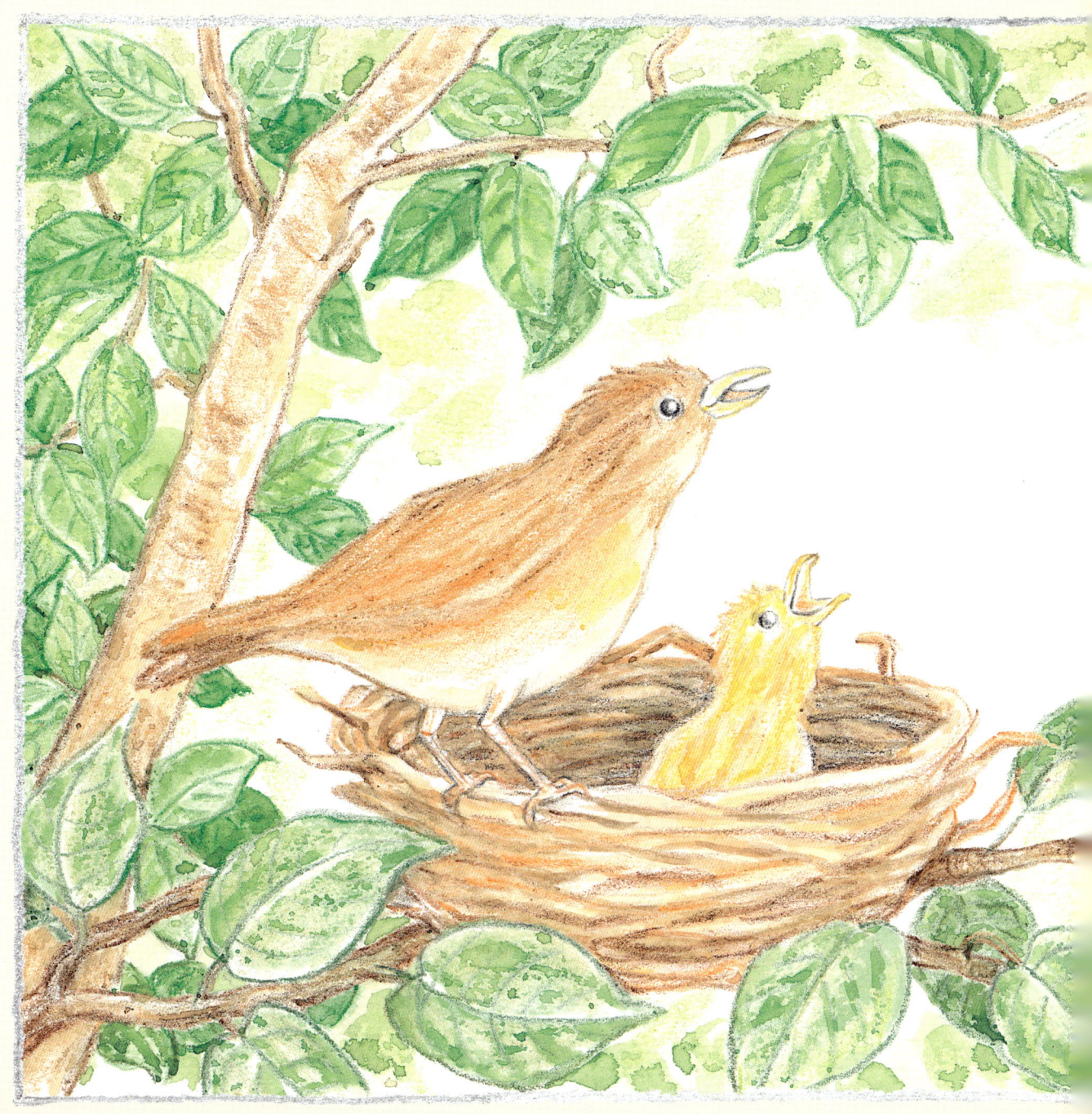

세 달이 되었어요.
엄마 아빠는 소풍을 갔어요.
"귀여운 토끼가 놀러 나왔네."
"우리 아기도 저 토끼처럼 신나게 뛰어놀겠지."

아기 토끼는 엄마 아빠 마음속을
폴짝폴짝 뛰어다녔어요.

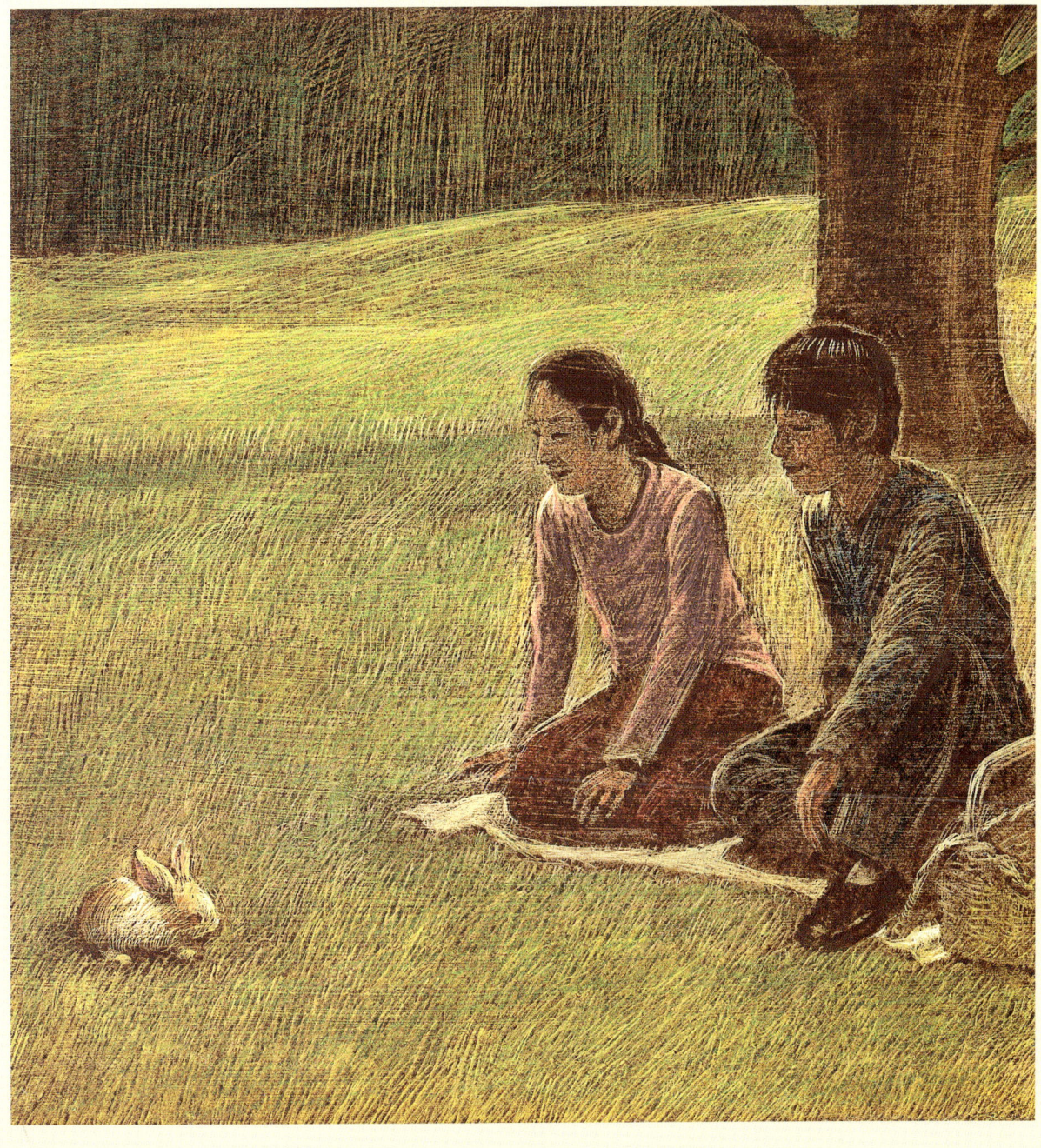

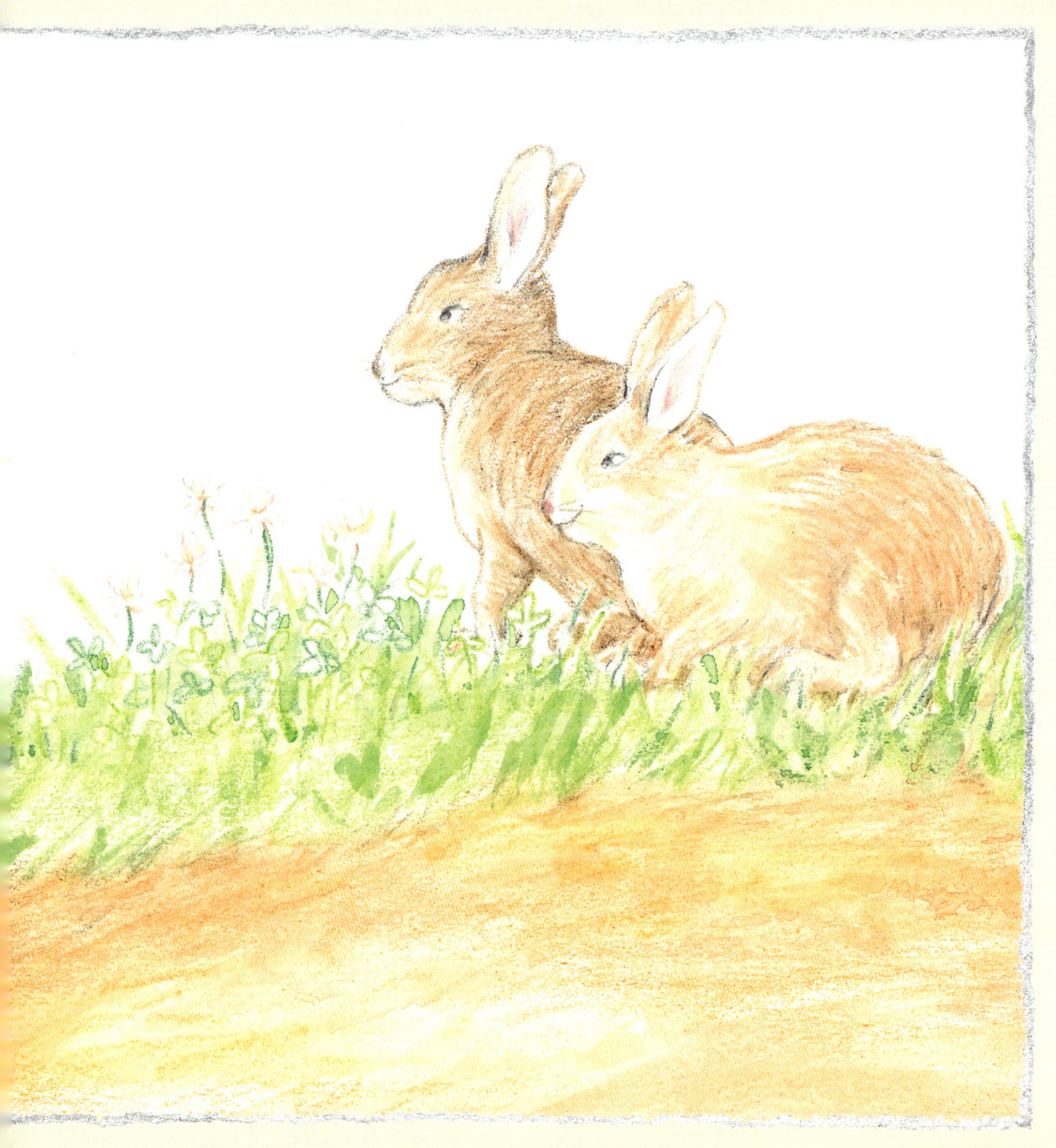

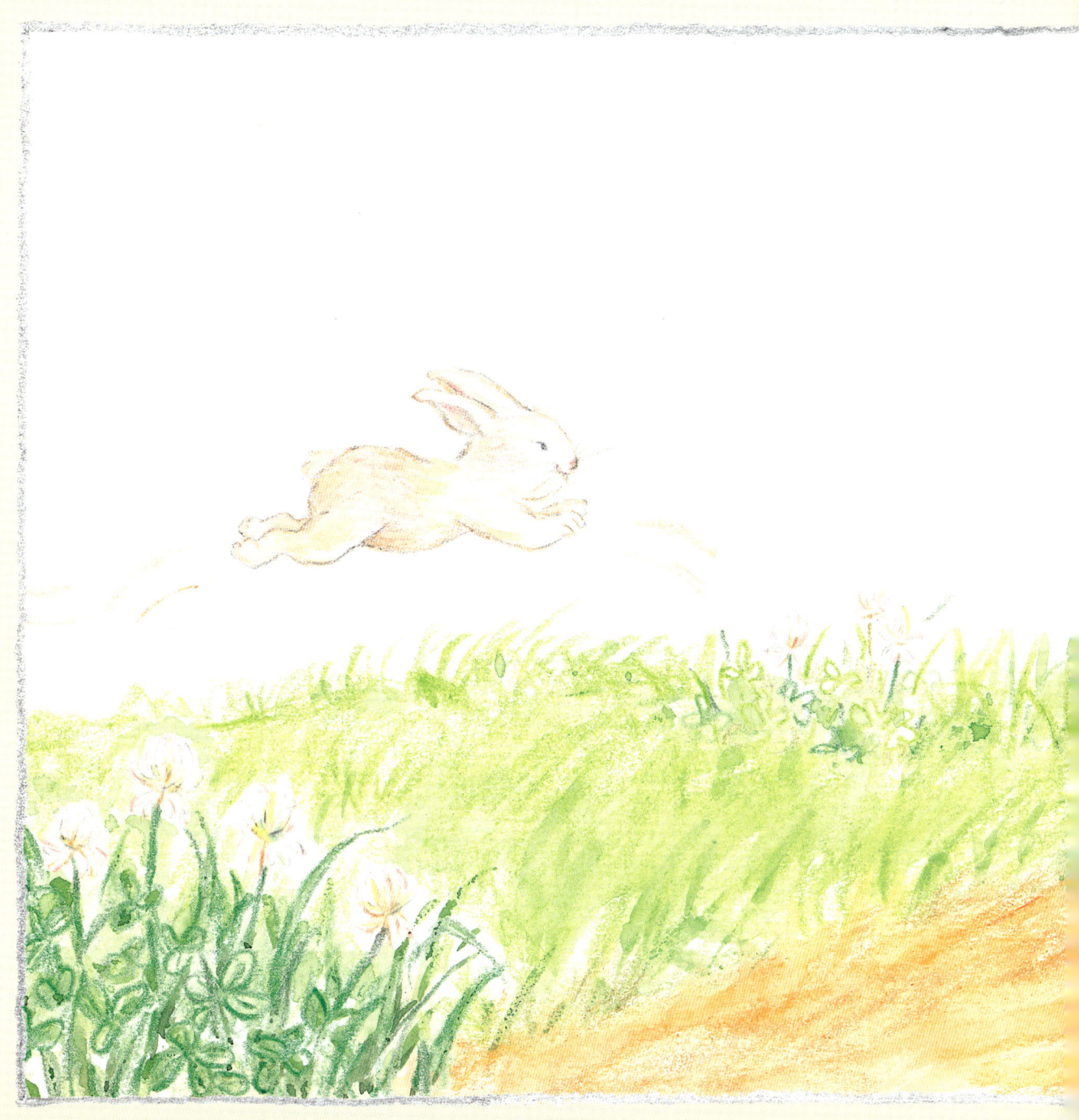

네 달이 되었어요.
엄마 아빠는 장난감 가게 앞에 서서 곰 인형을 보았어요.
"예쁘고 귀여운 곰 인형이네."
"우리 아기의 좋은 친구가 될 거야."

엄마 아빠 마음속에는
개구쟁이 아기 곰들로 가득 찼어요.

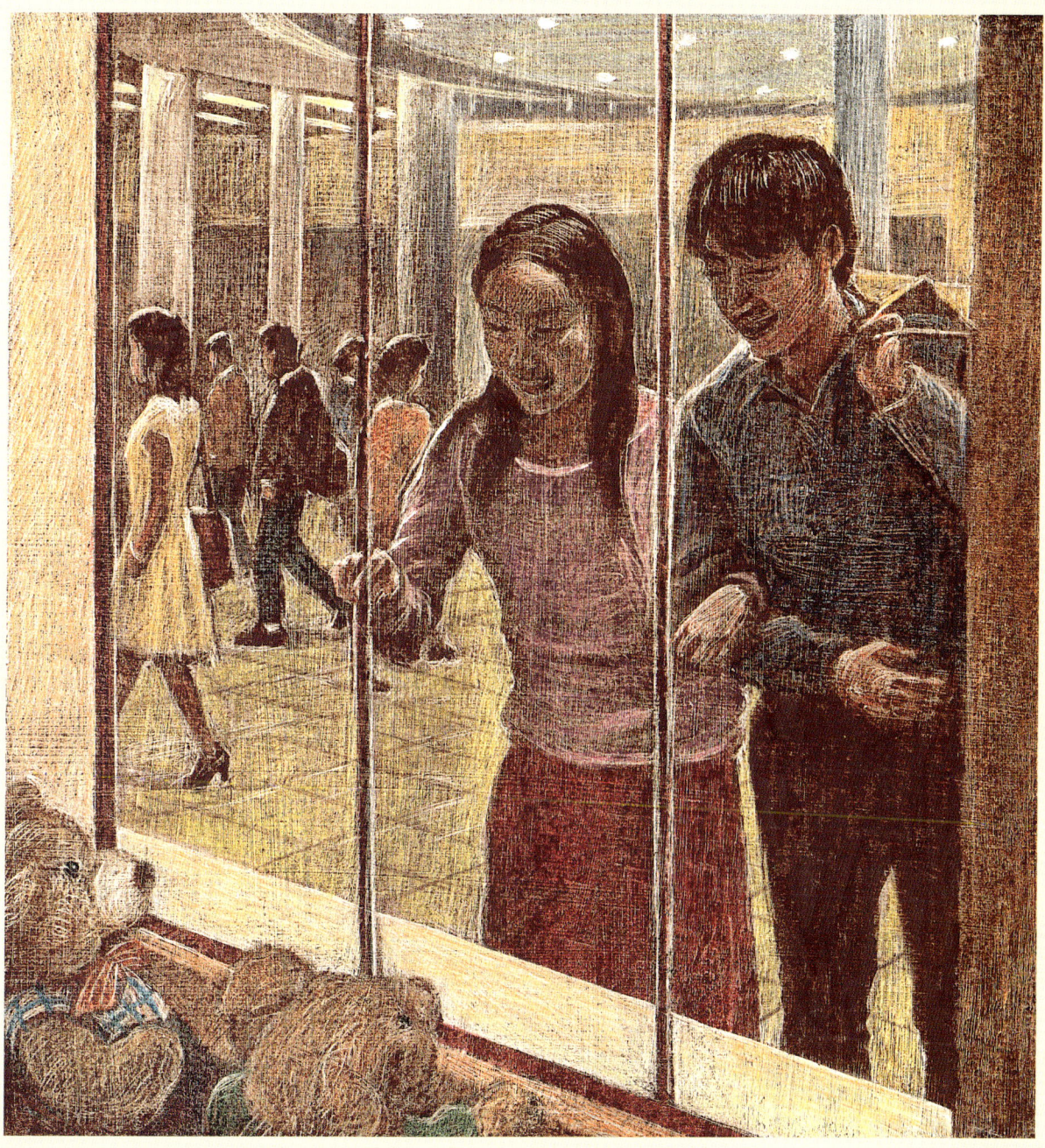

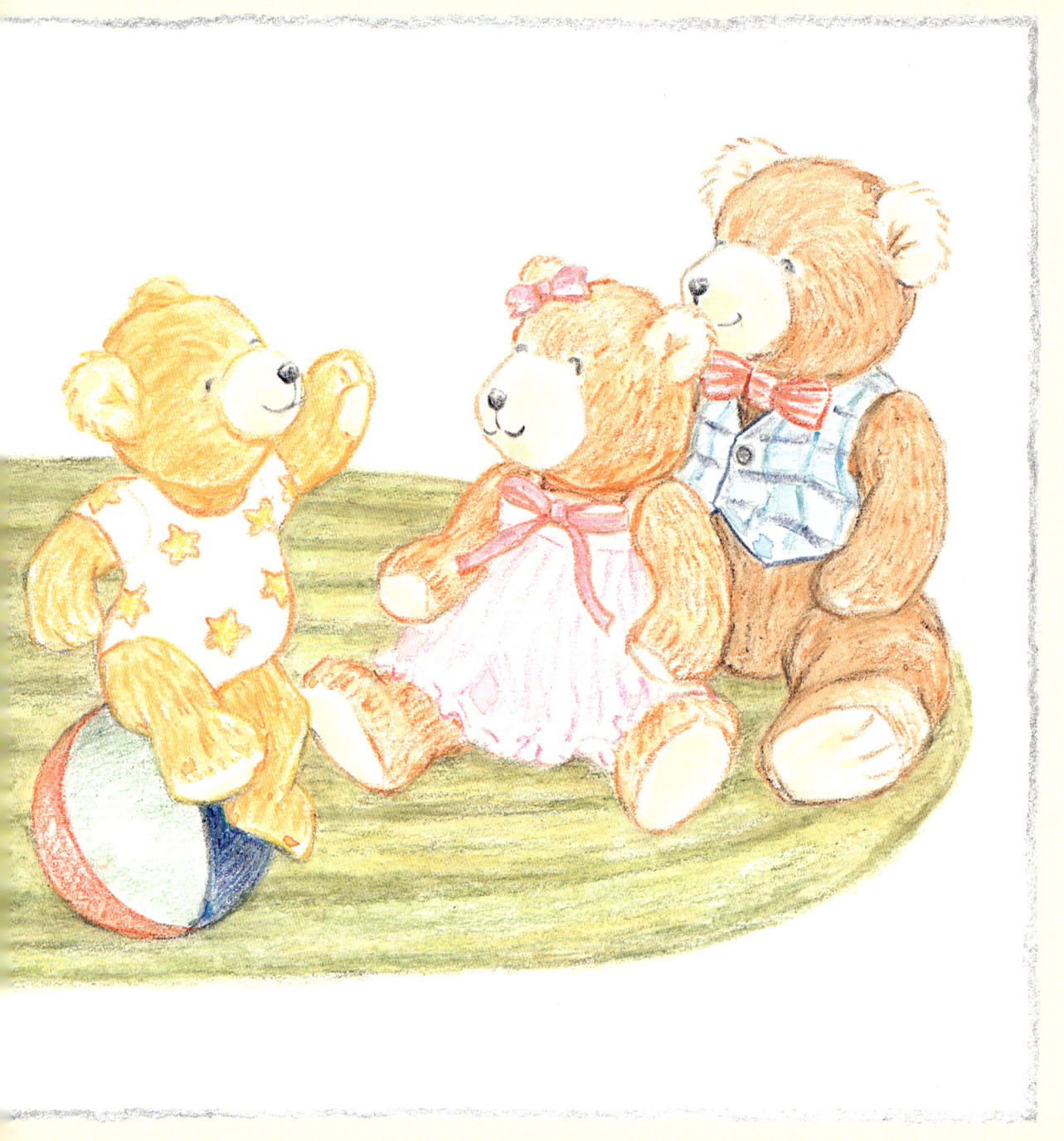

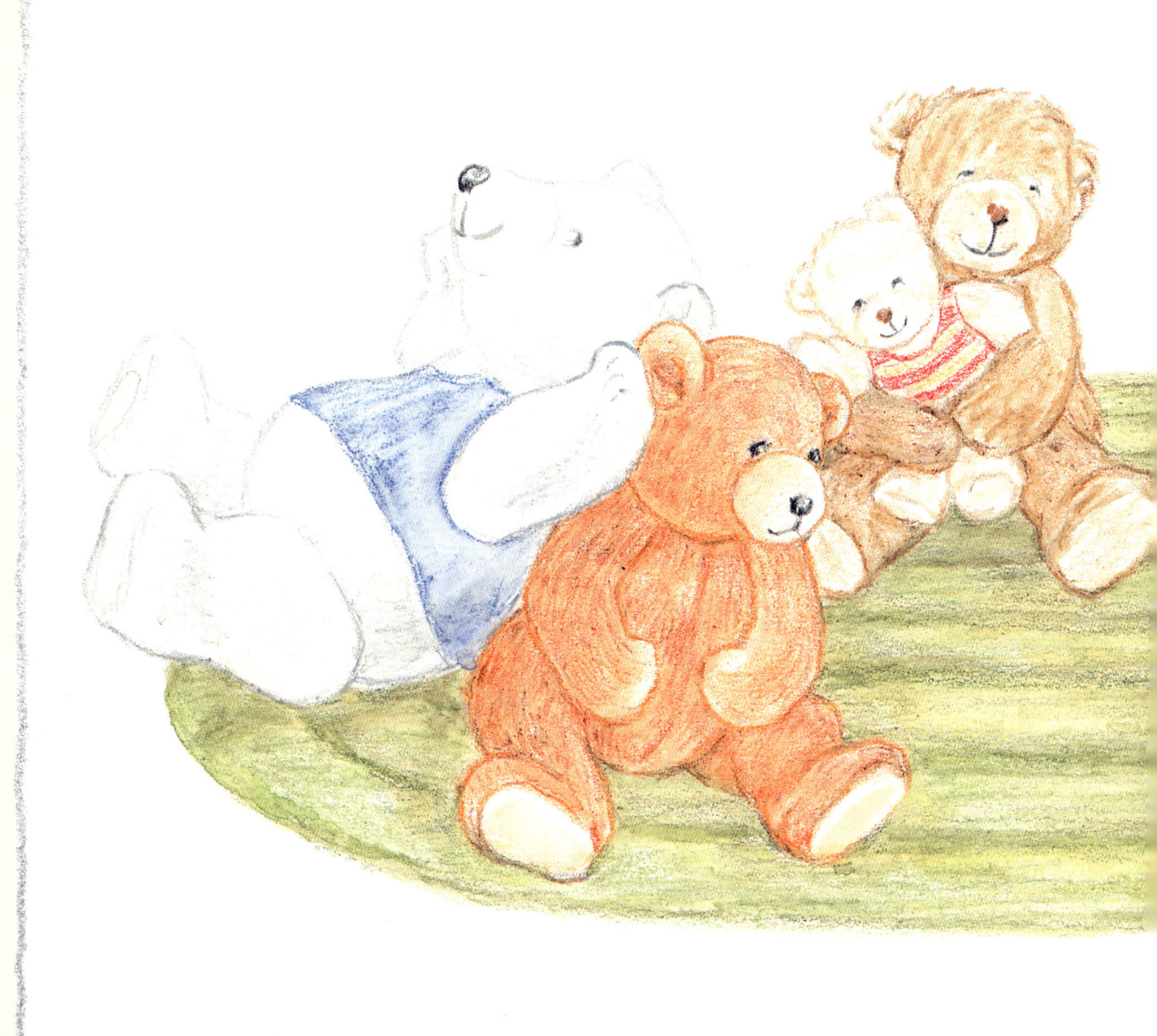

다섯 달이 되었어요.
엄마 아빠는 시원한 바닷가를 거닐었어요.
"와! 넓고 푸른 바다야!"
"물고기들도 엄마 아빠랑 행복하게 살 거야."

엄마 아빠 마음속에는
물고기 가족들이 헤엄쳐 다녔어요.

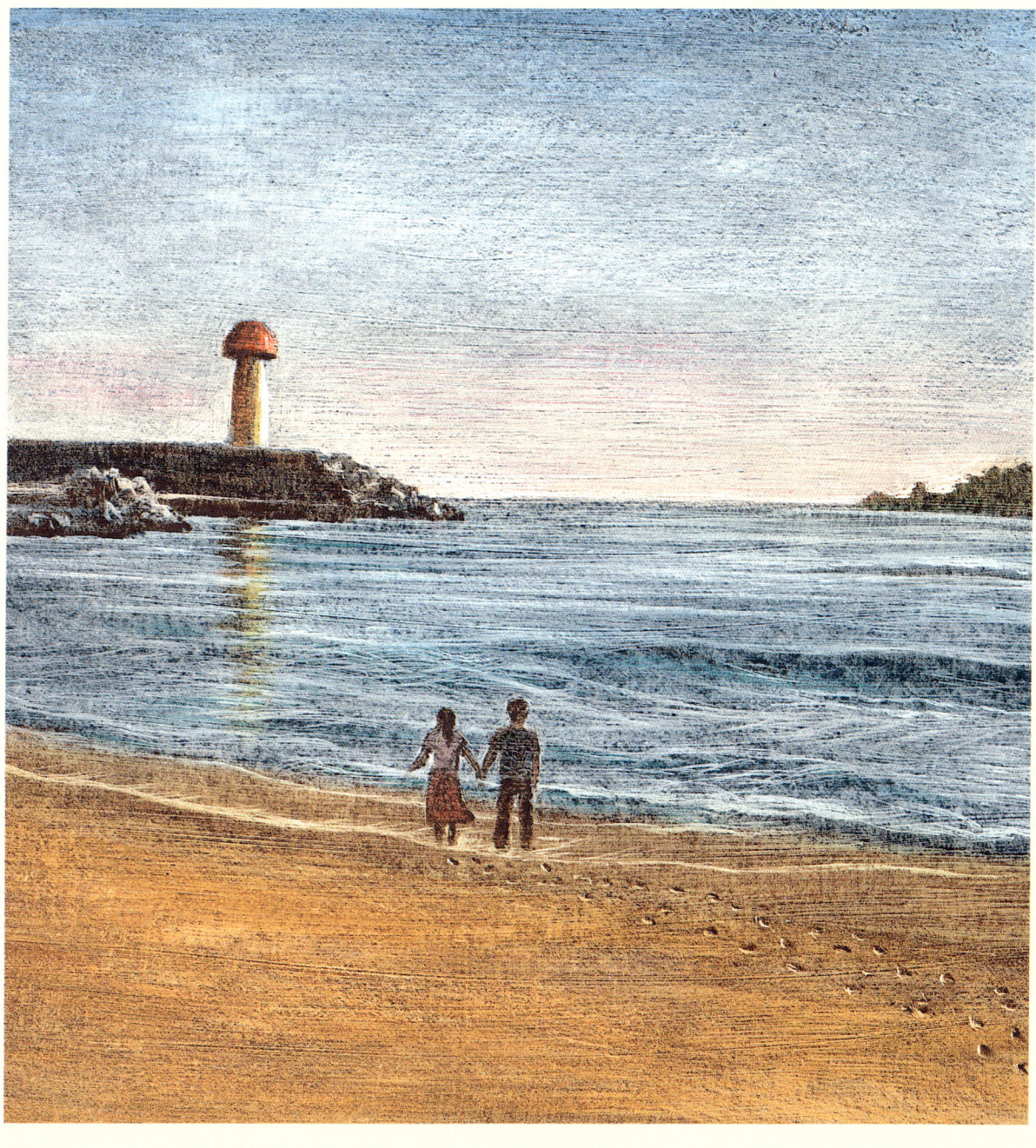

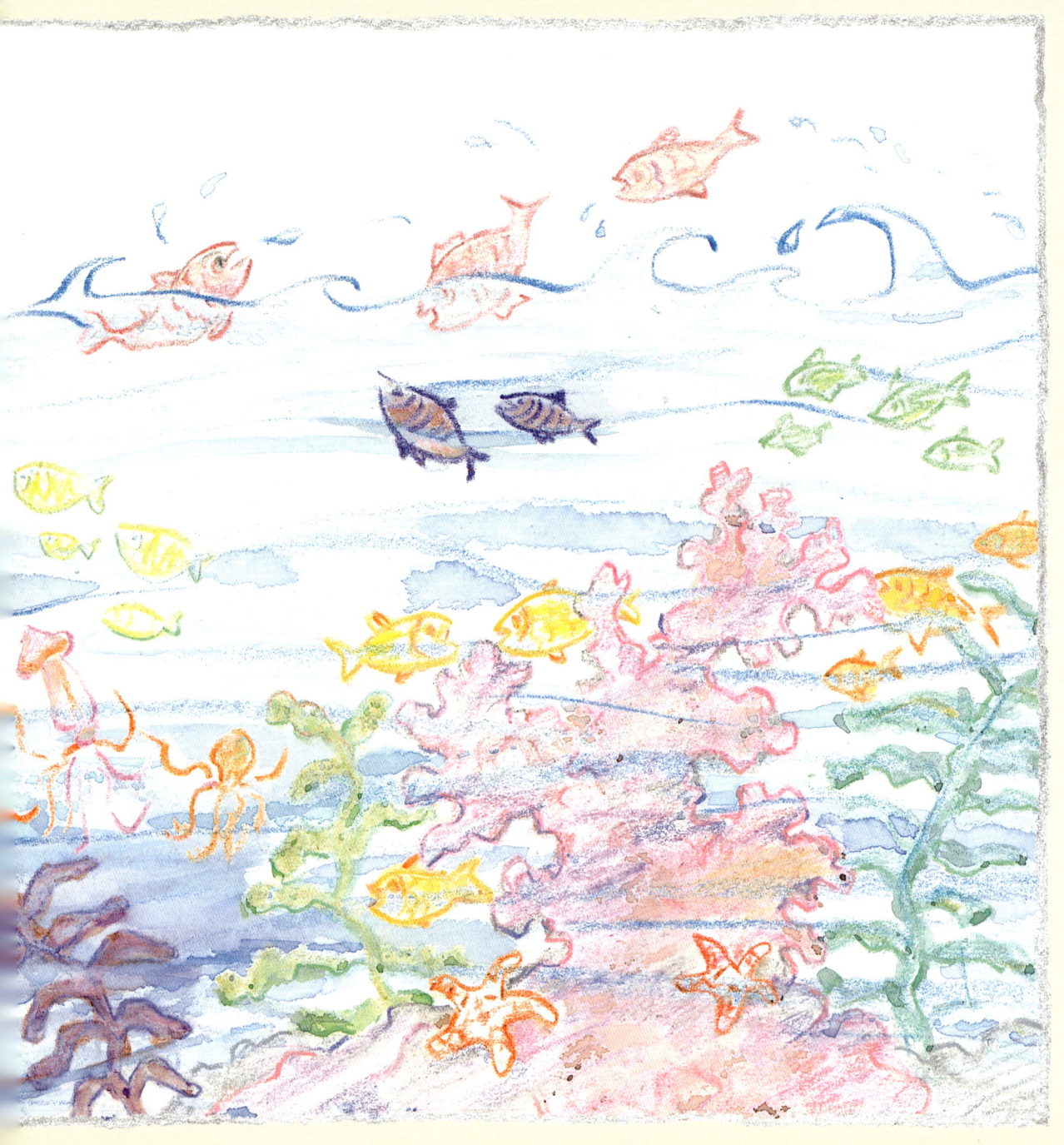

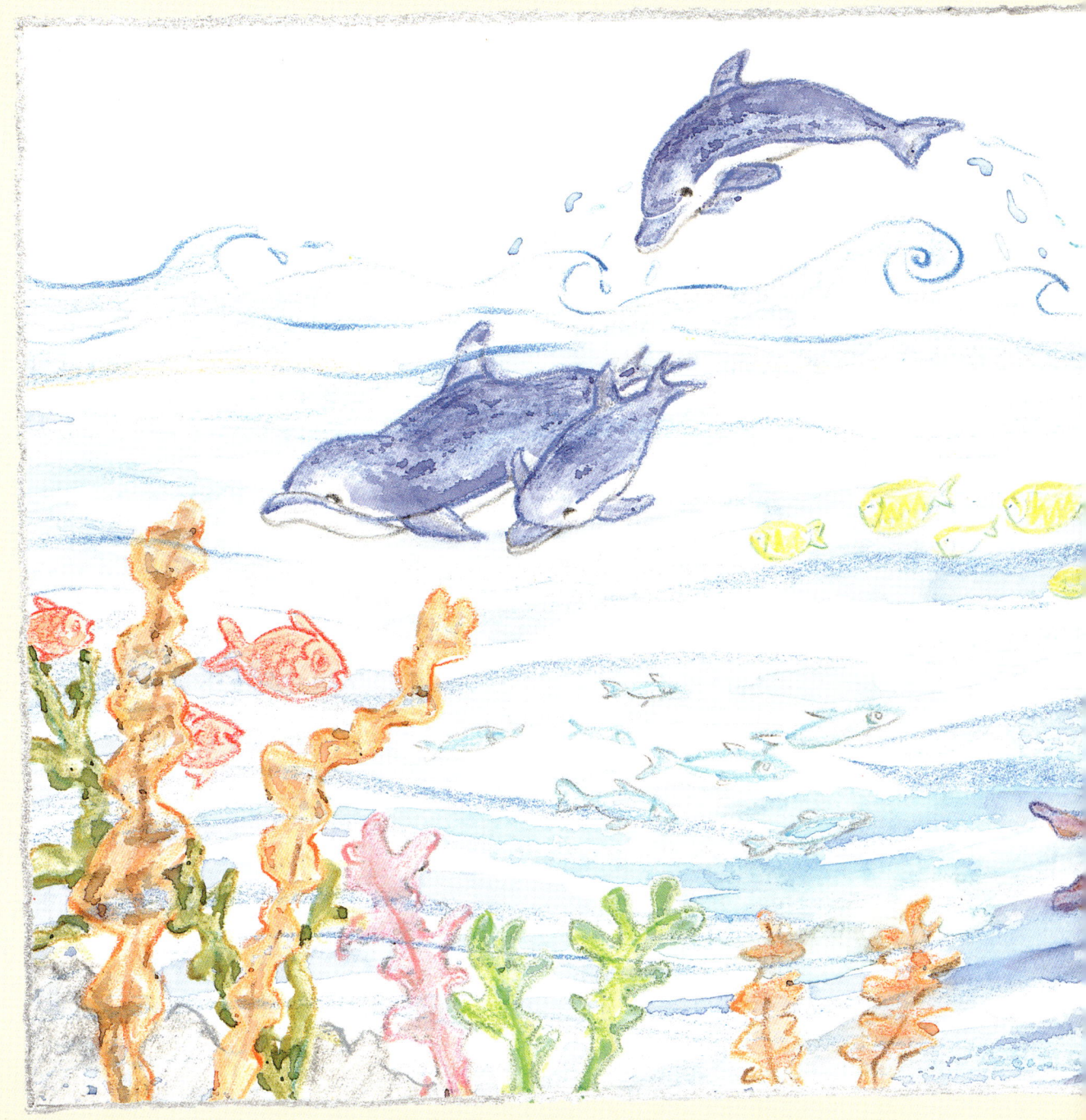

여섯 달이 되었어요.

엄마 아빠는 밤하늘의 둥근 달을 바라보았어요.

"우리 아기도 저 달처럼 환하게 세상을 비출 거야."

"두 눈은 별처럼 반짝반짝 빛날 거고."

예쁜 아기 달님이 구름 속에서
"까꿍!" 하고 있네요.

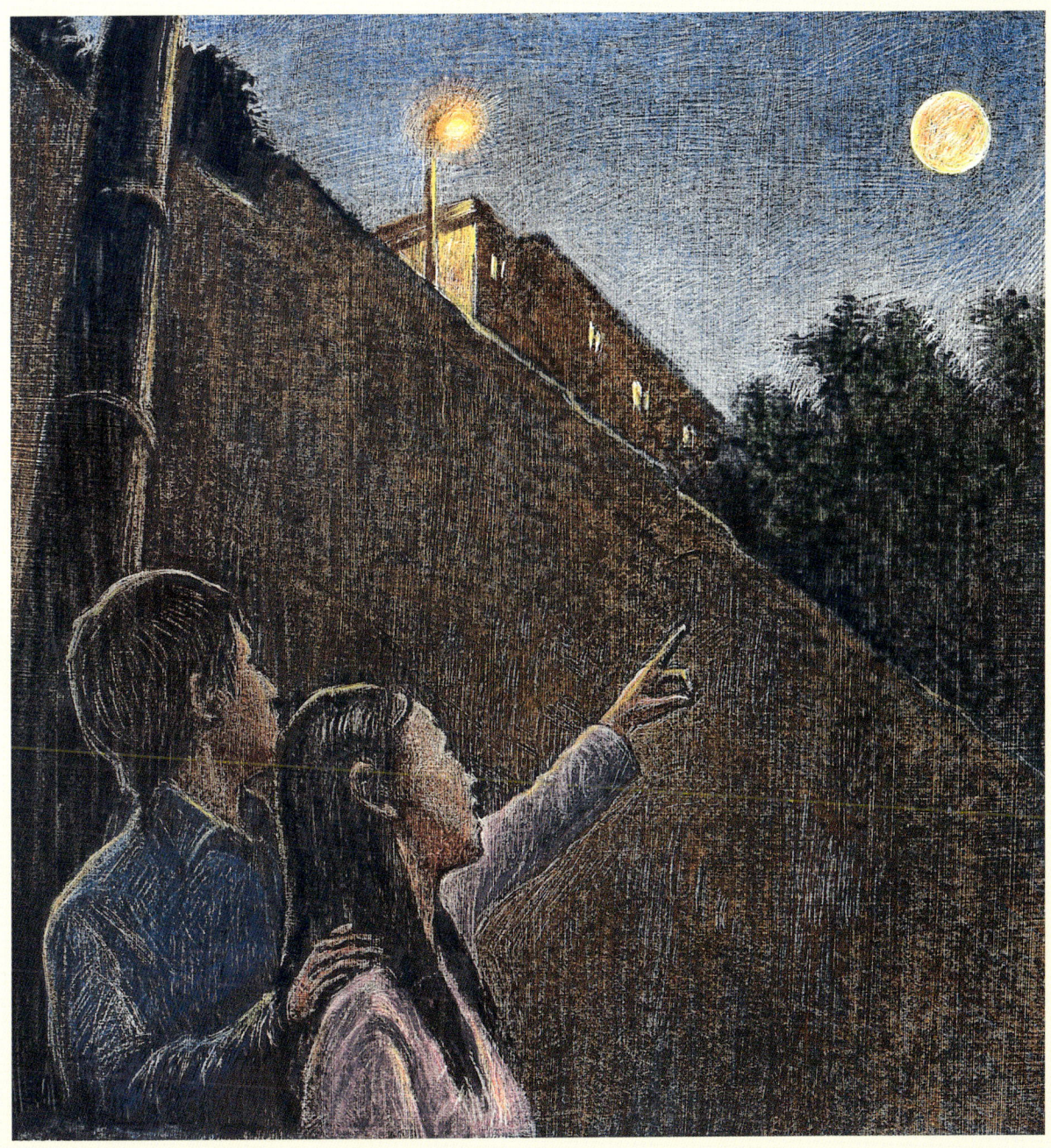

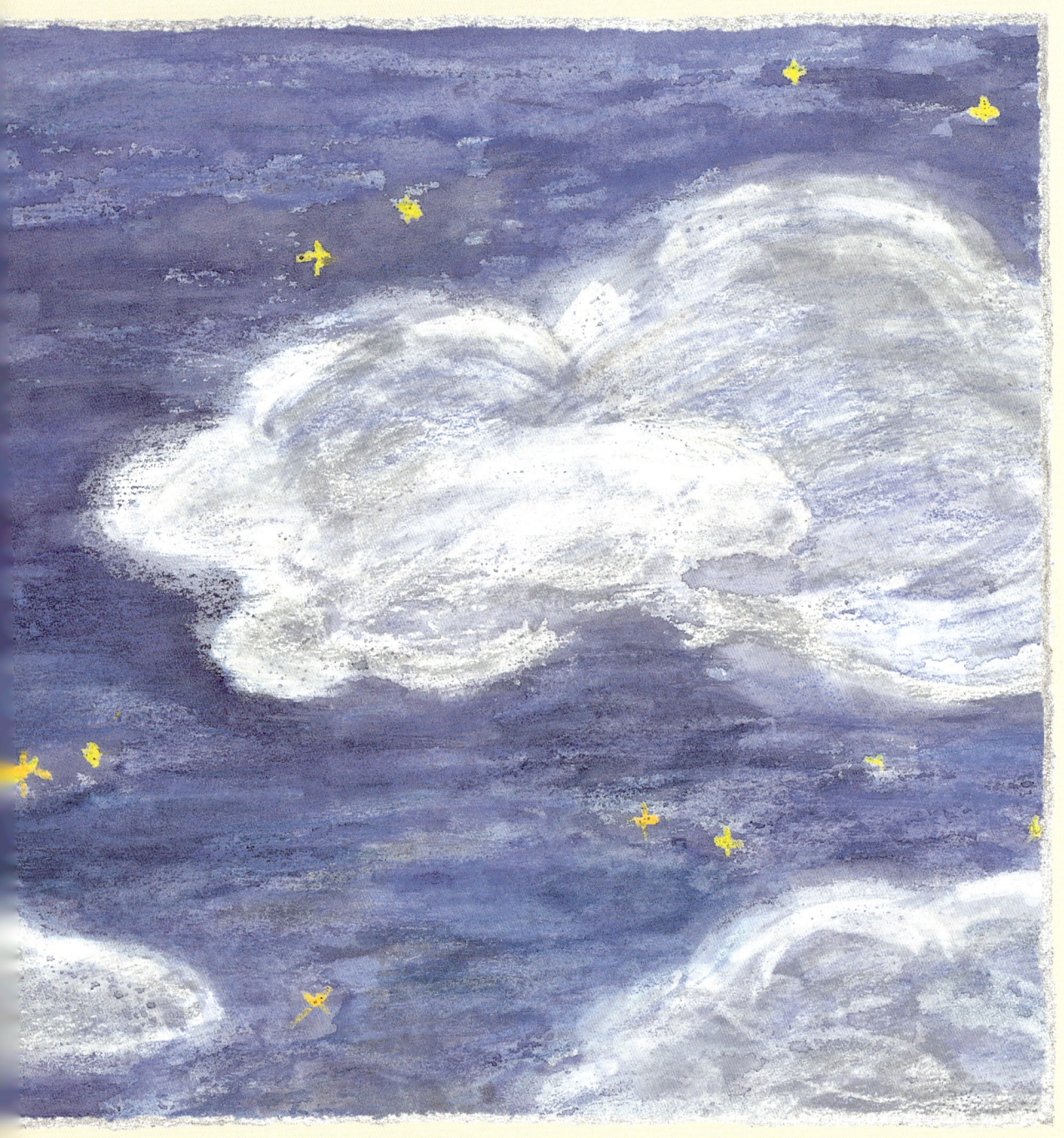

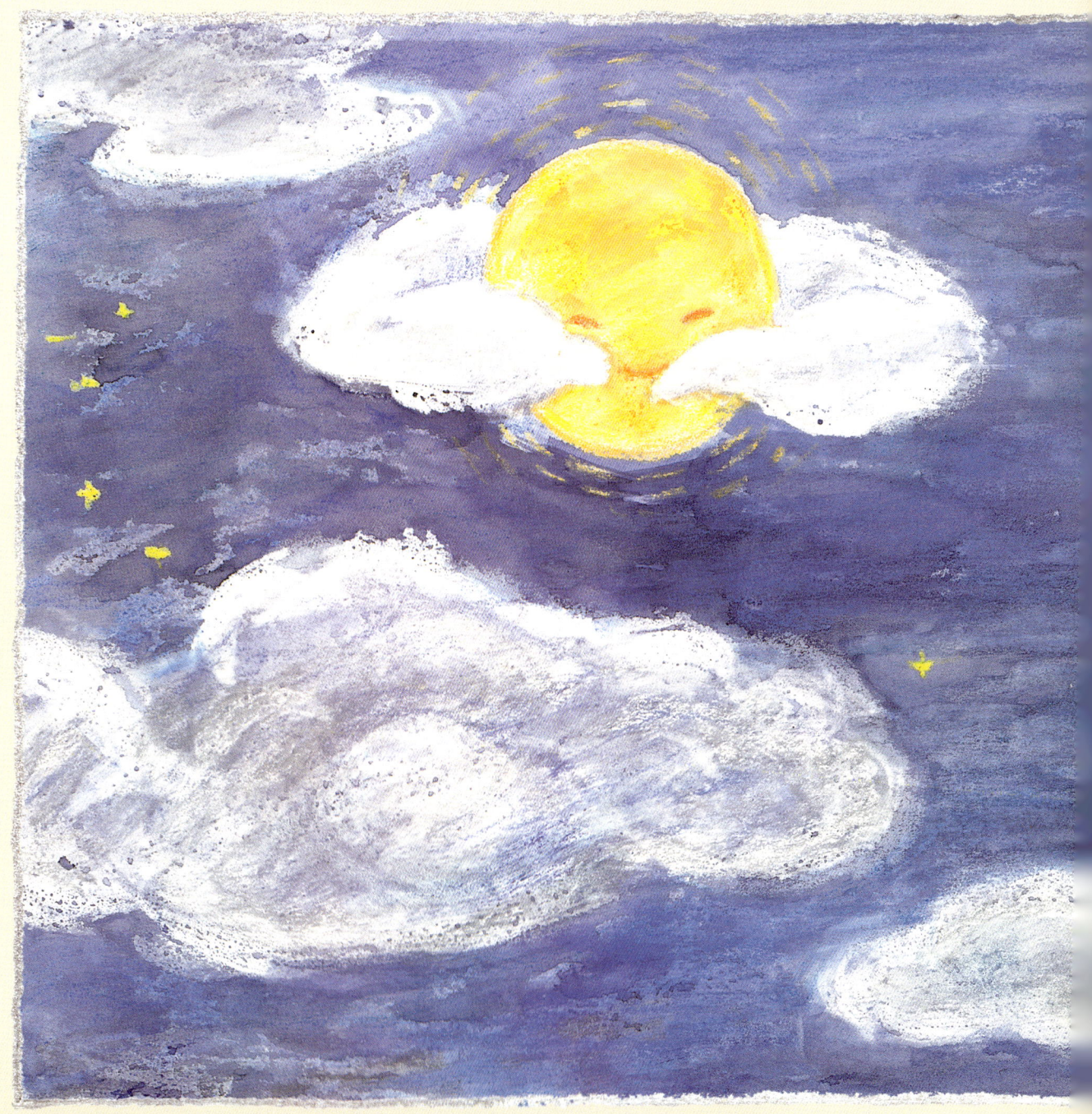

일곱 달이 되었어요.
엄마 아빠는 뭉게구름을 보았어요.
"저 구름 이불은 참 폭신할 거야."
"우리 아기가 덮으면 따뜻하겠지."

귀여운 아기가
구름 이불을 덮고 코~ 자고 있어요.

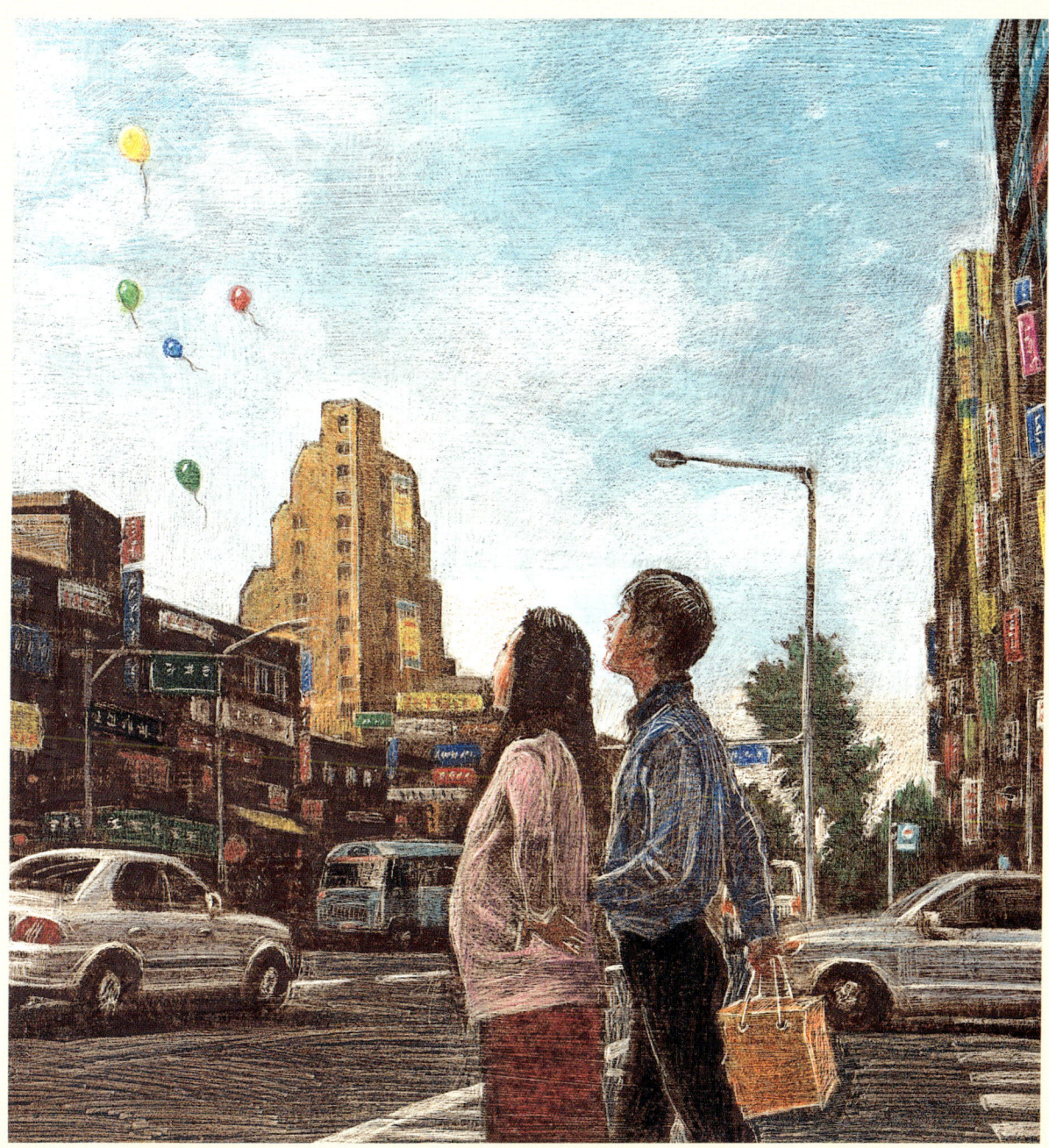

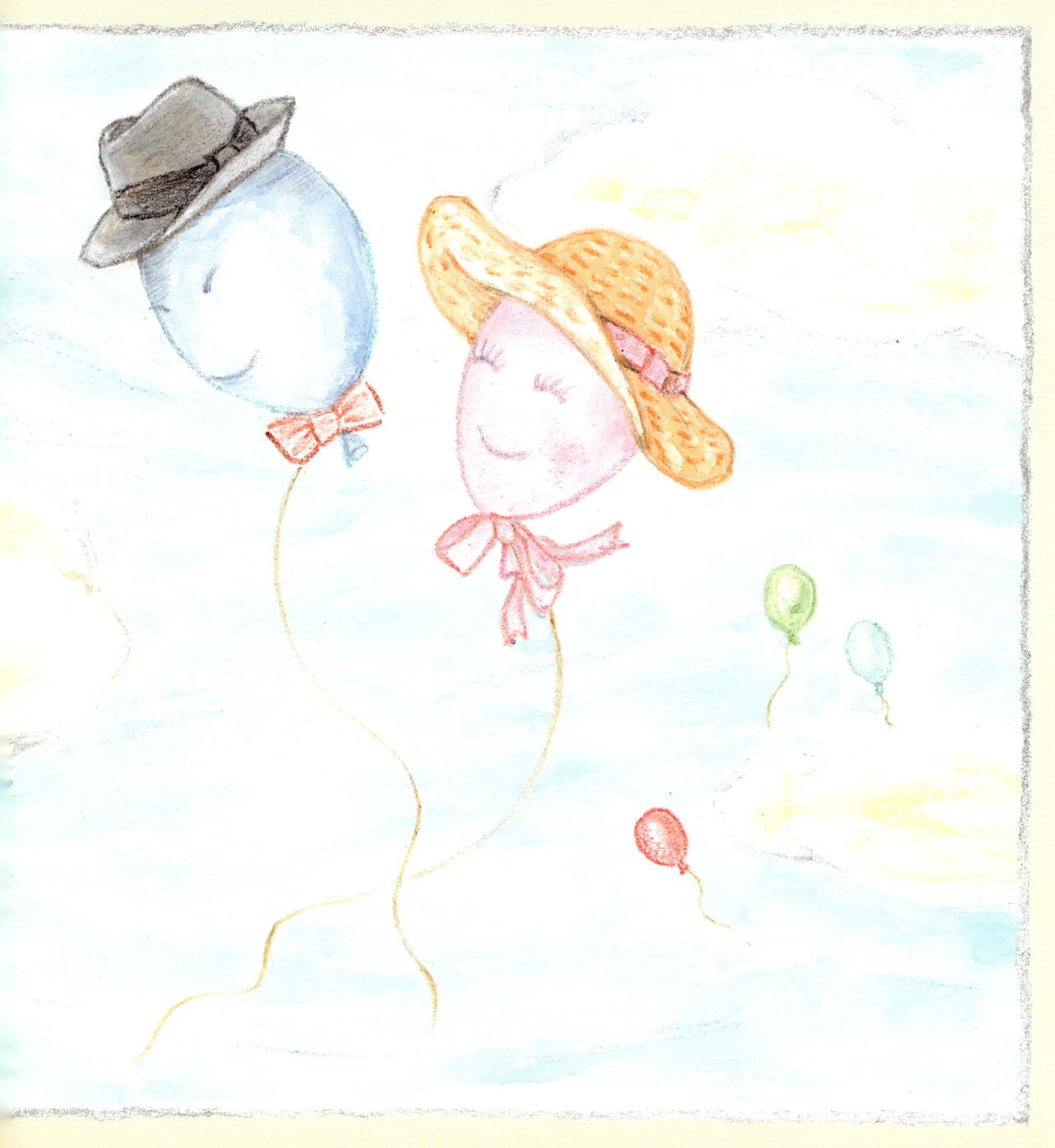

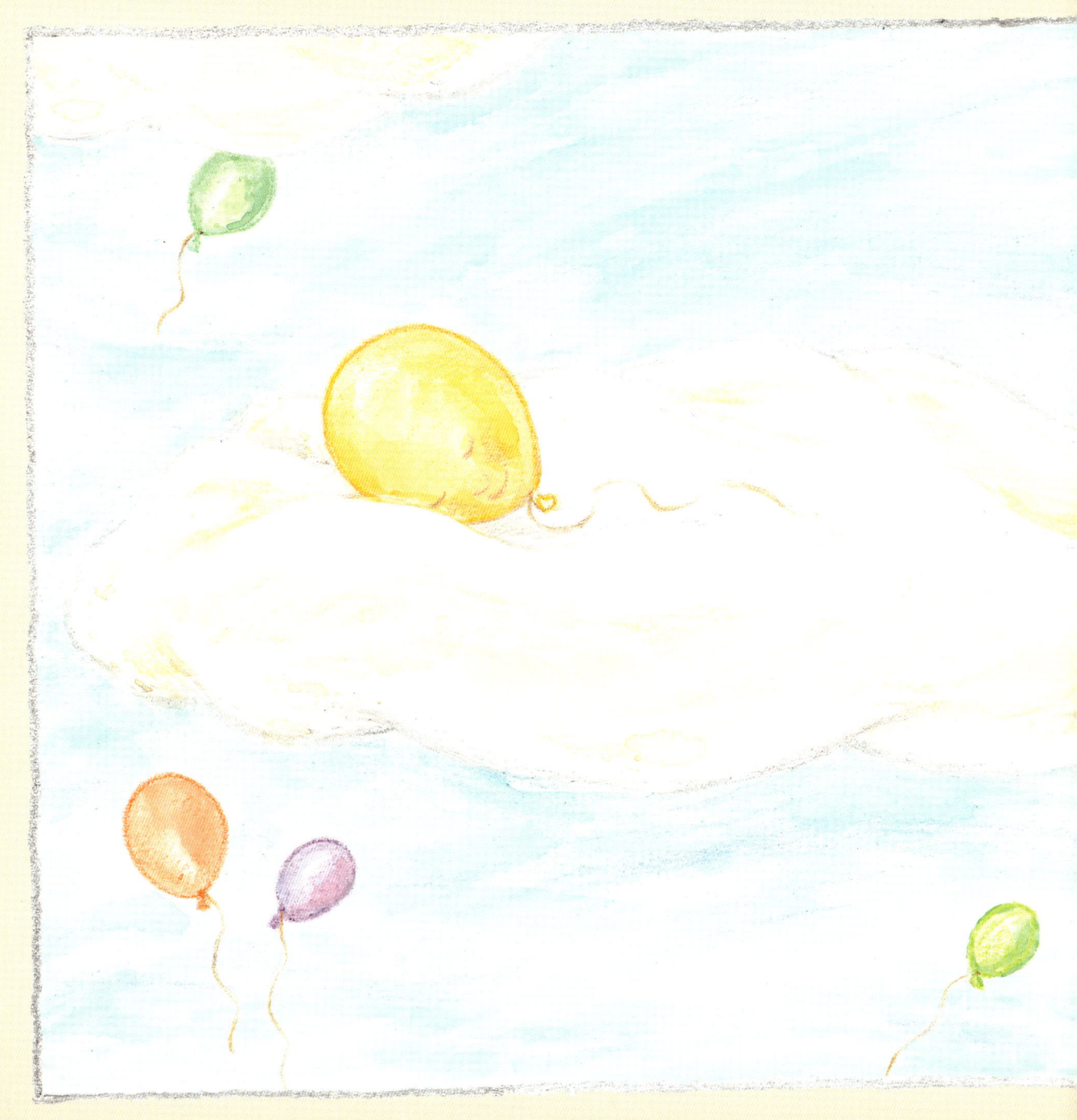

여덟 달이 되었어요.

엄마 아빠는 나무숲 길을 거닐었어요.

"와, 나무들이 참 잘 컸네."

"우리 아기도 이 나무들처럼 쑥쑥 크겠지."

엄마 아빠 마음속에는

아기 나무가 무럭무럭 자라

세찬 바람에도 흔들리지 않아요.

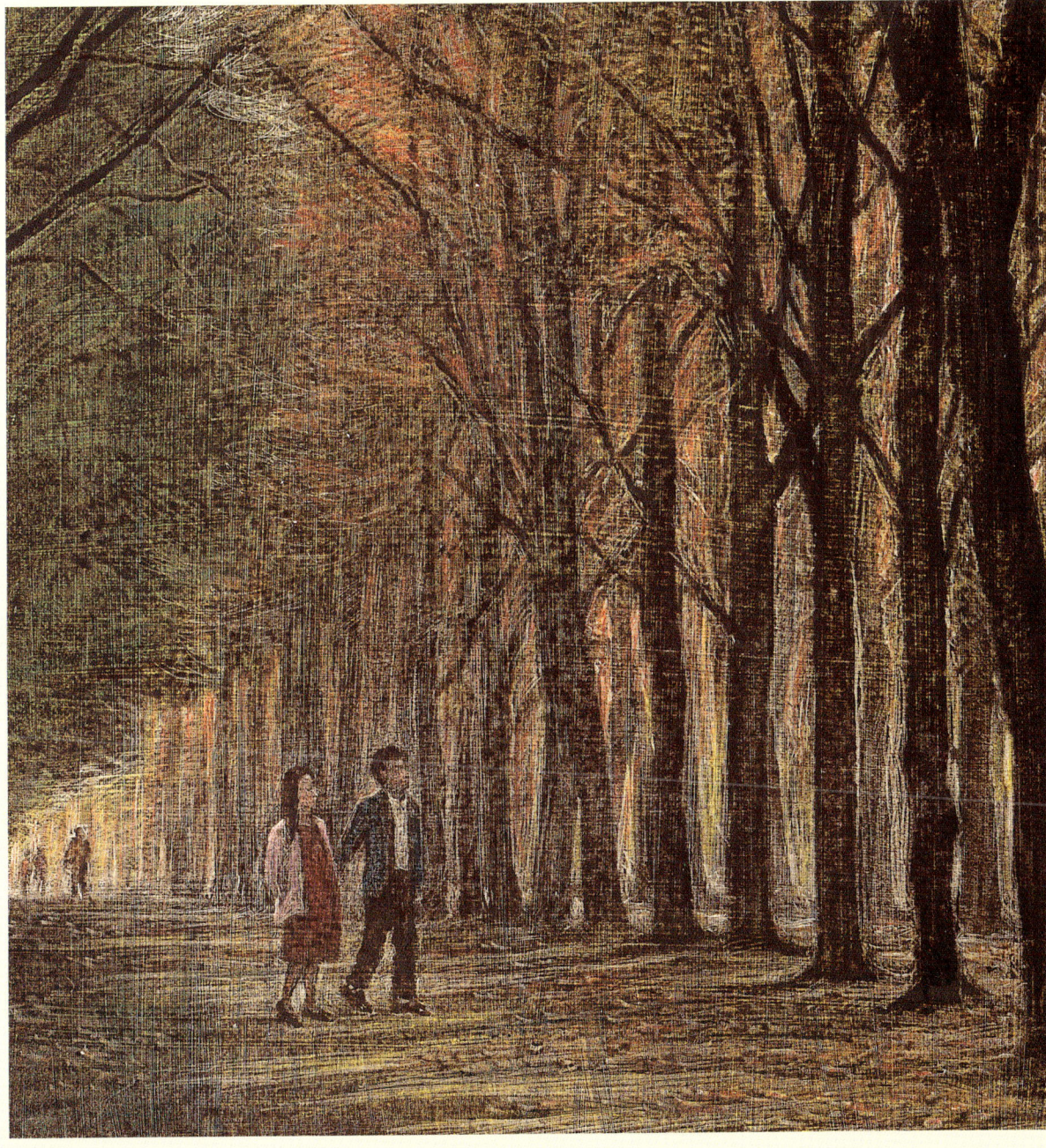

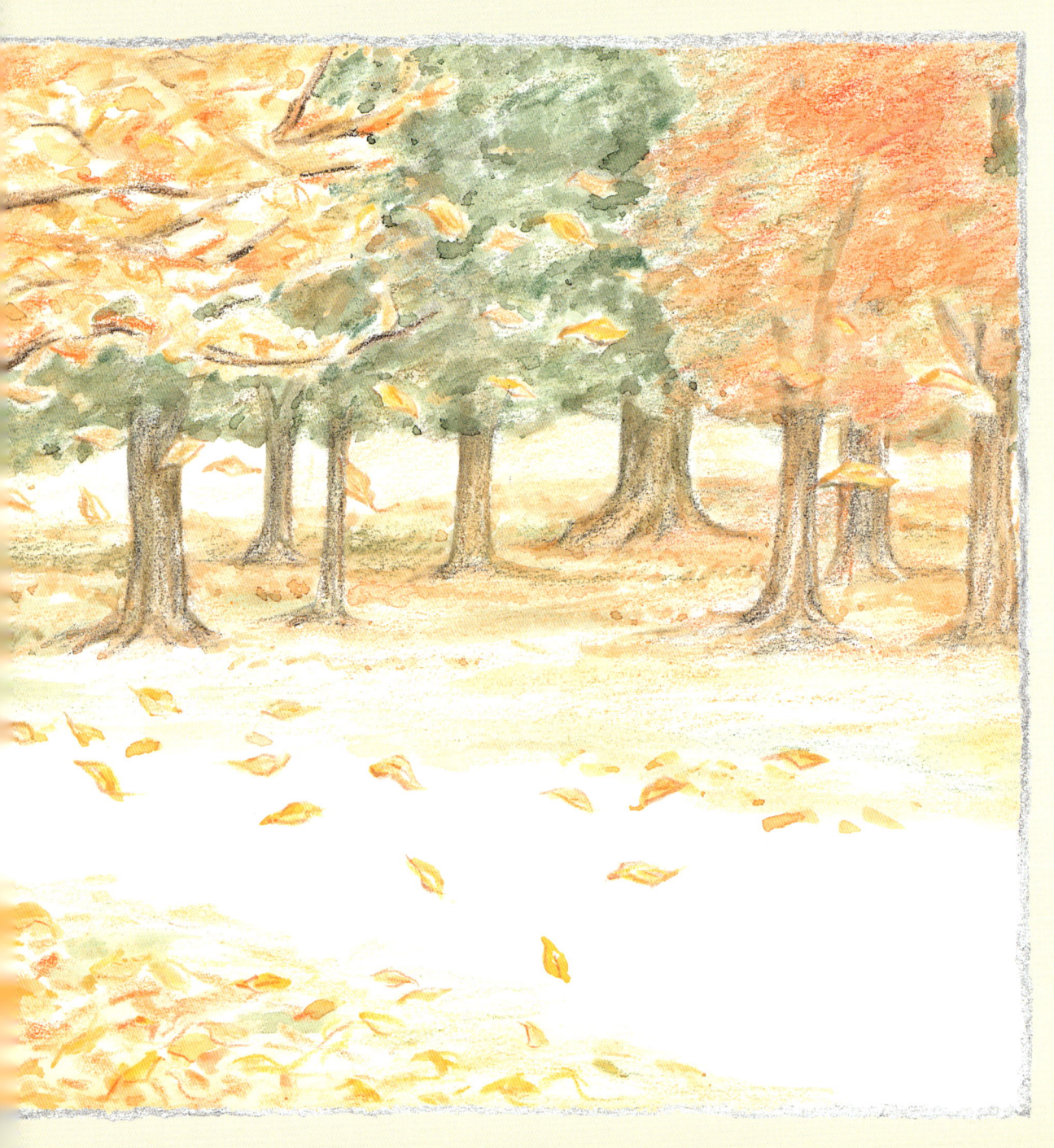

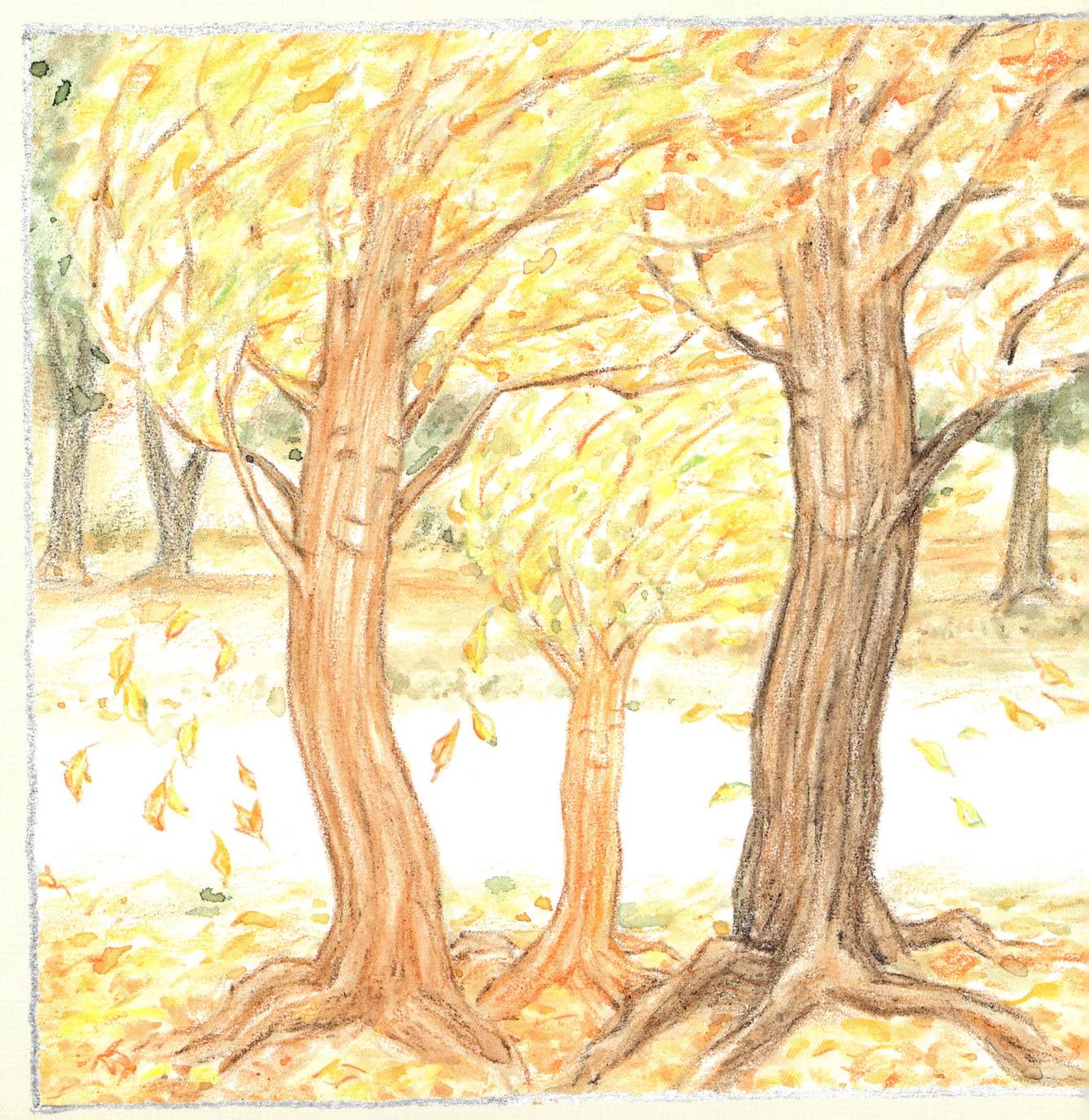

아홉 달이 되었어요.
엄마 아빠는 아기 옷을 준비했어요.
"아가야! 이제 곧 나올 거지?"
"우리 아기 빨리 보고 싶구나."

엄마 아빠는
아기가 태어날 날을 손꼽아 기다렸어요.

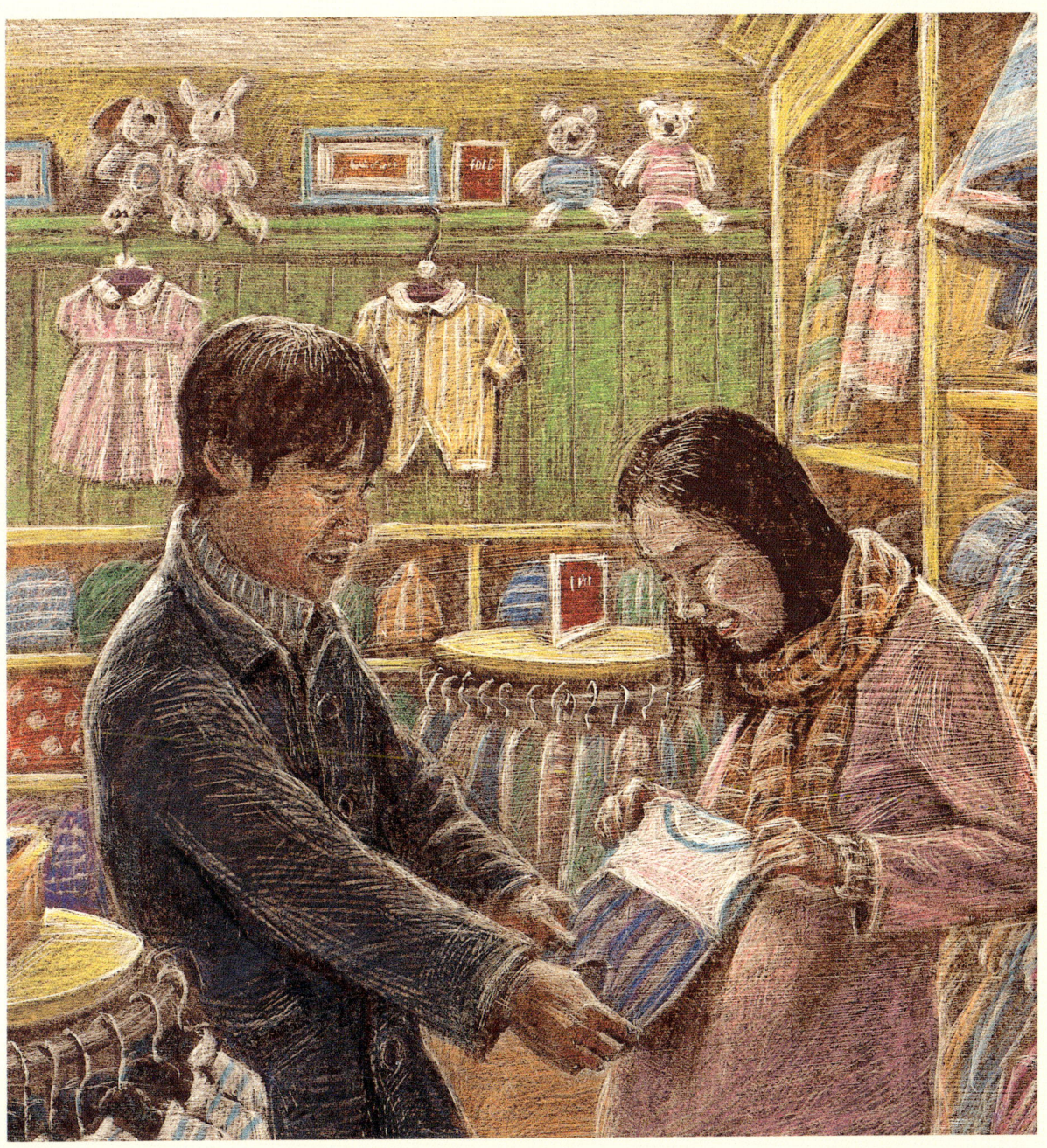

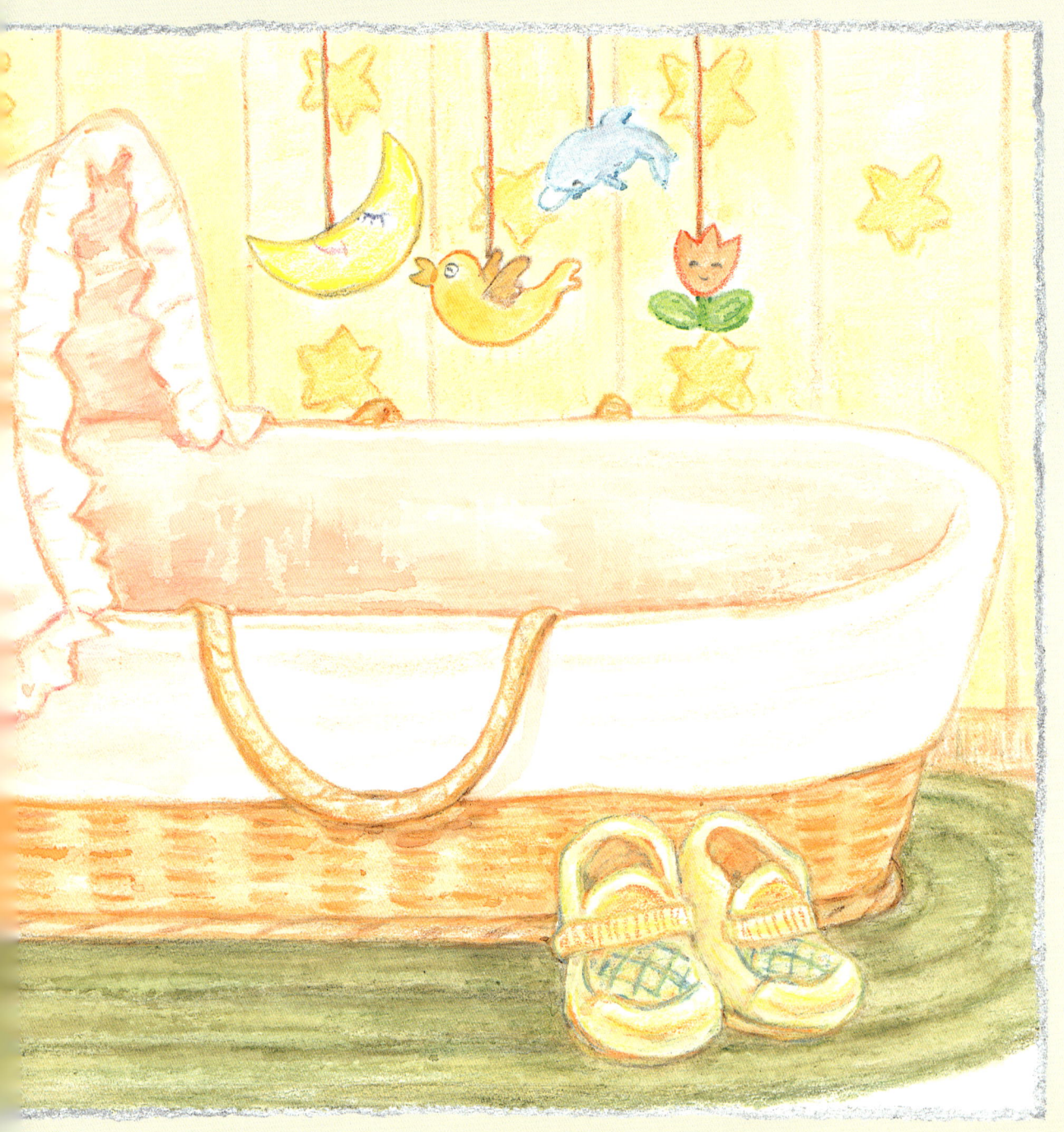

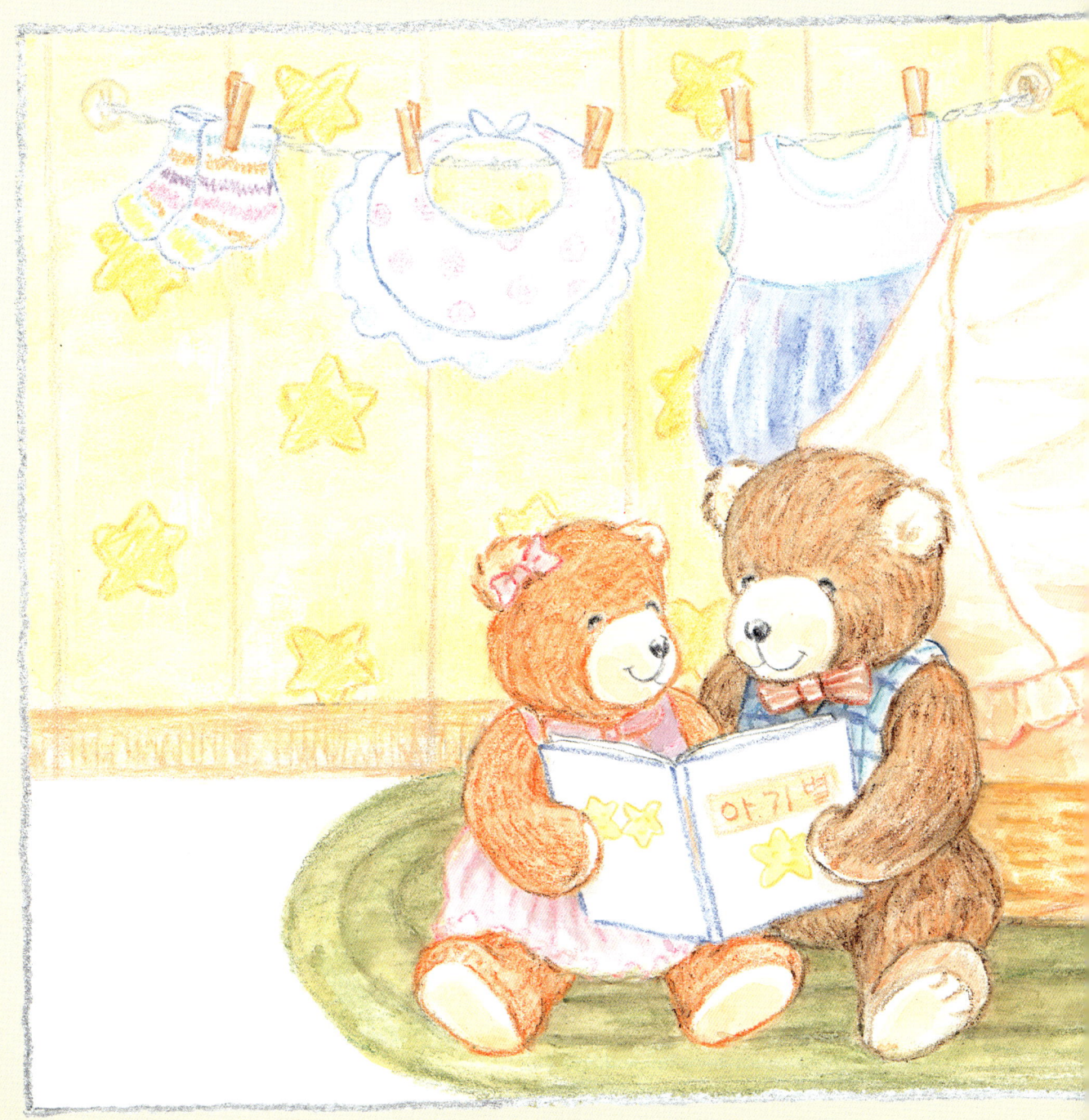

"응애, 응애!"
드디어 아기가 태어났어요.
엄마 아빠는 아기를 만났어요.

온 세상이 아기를 반겼어요.
꽃도, 새도, 토끼도, 곰 인형도, 물고기도, 나무도,
해도, 달도…….

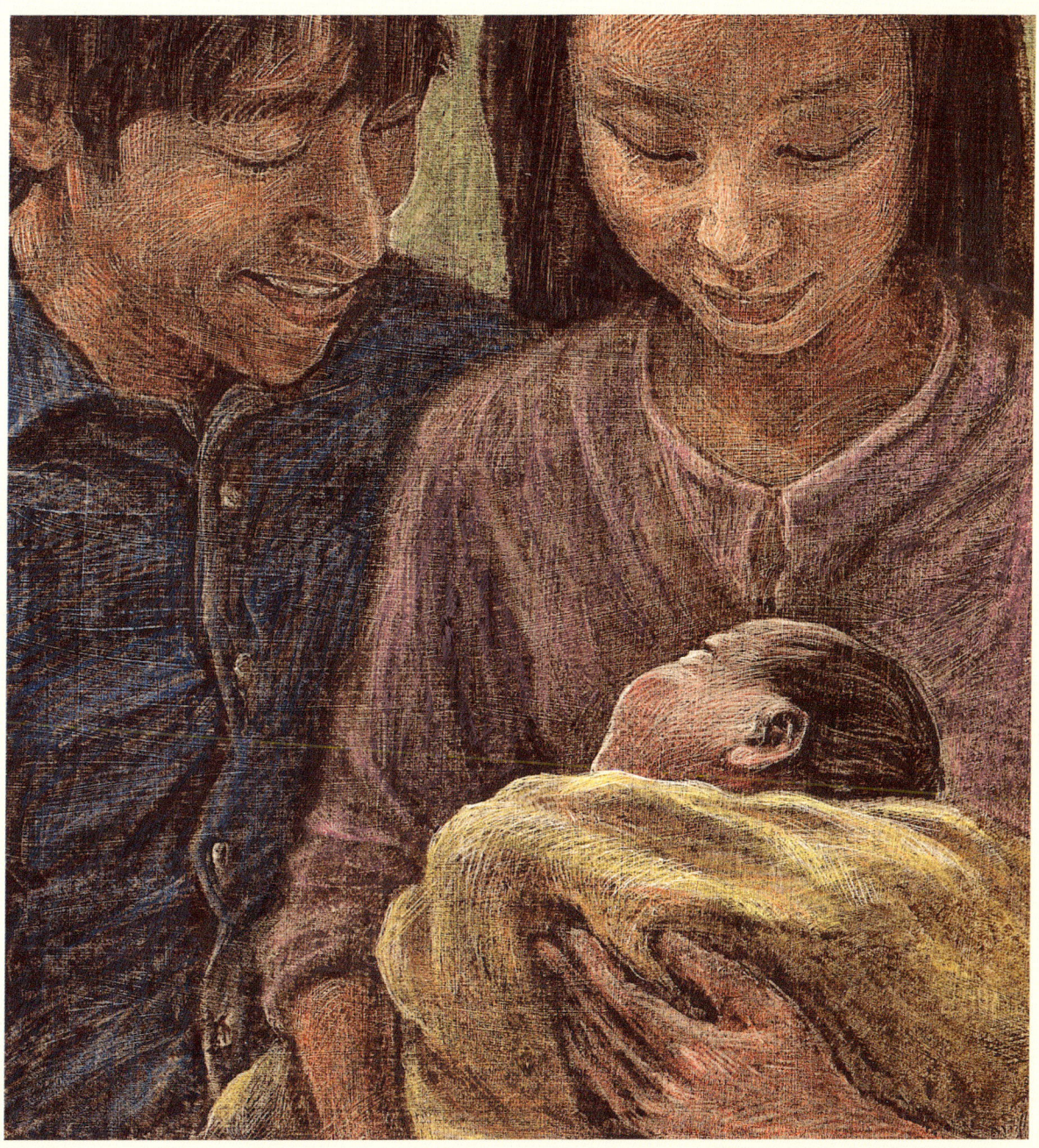

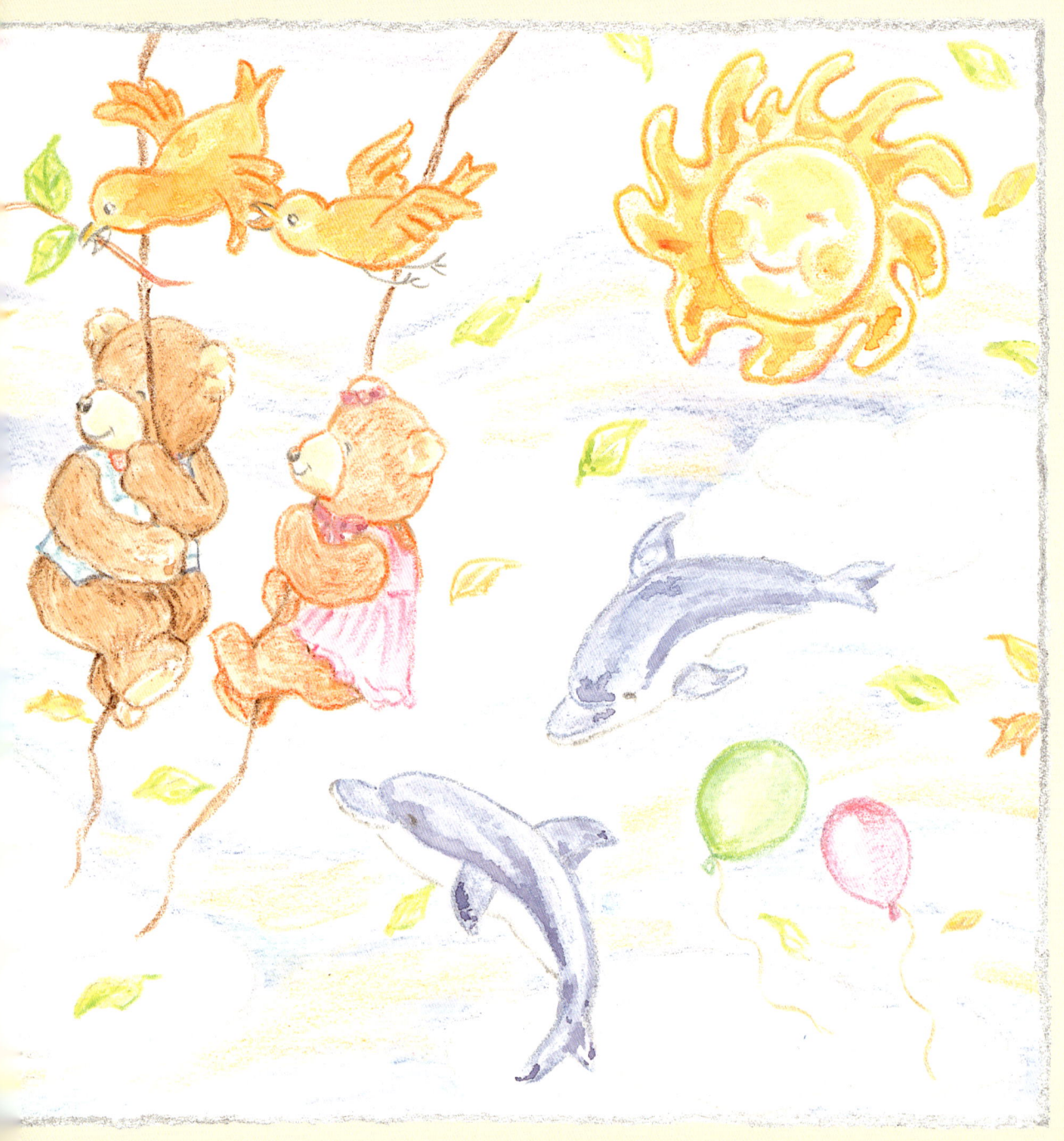

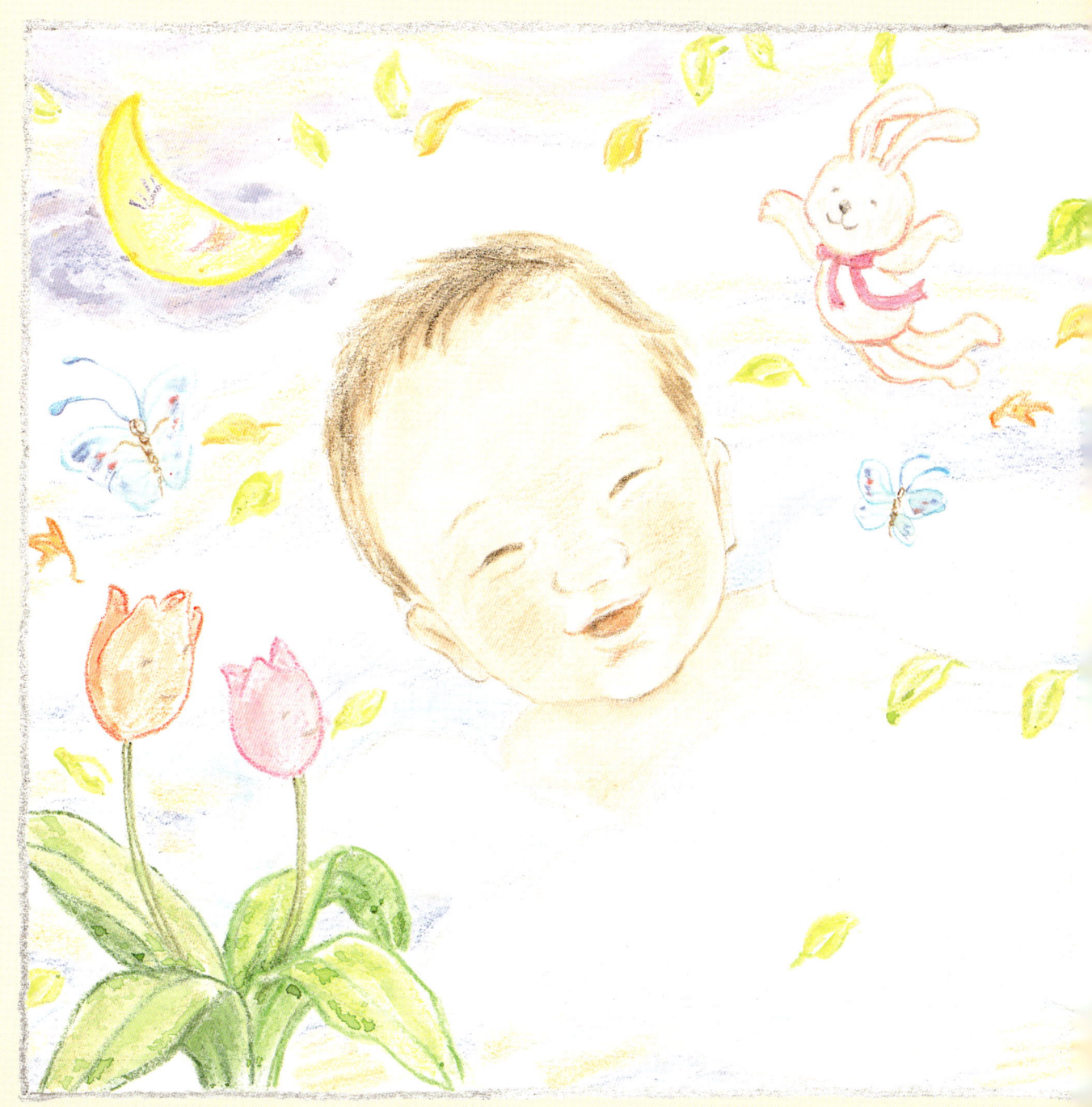

오늘도
하늘에 있는 수많은 아기별은
엄마 아빠를 찾아가지요.

아기별은 알고 있답니다.
셀 수 없이 많은 생명 중에서
누가 나의 엄마이고,
누가 나의 아빠인지.

사랑해, 엄마!
사랑해, 아빠!
사랑해, 우리 아가!

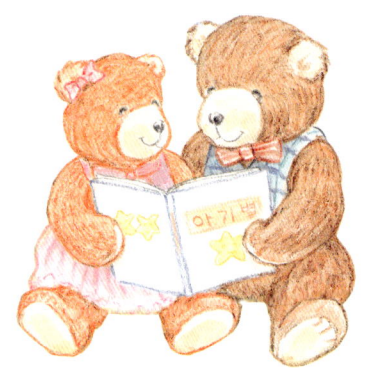

작가의 말

아기별을 맞이하며

어느 날 아기 손님이 찾아왔을 때, 엄마 아빠는 어떤 마음이 들까요?
아기와의 첫 만남에 가슴이 벅차오를 거예요.
한편으로는 소중한 아기를 잘 키우고 싶은 마음에
무엇을 준비해야 할지 걱정스럽기도 하지요.

그럴 때는 저절로 눈이 가고 마음이 열리는 쪽으로 다가가 보세요.
작고 여린 풀, 깜찍하고 앙증맞은 아기 새나 아기 동물이
사랑스러워 보이지 않나요?
그건 엄마의 눈을 통해 보는 새로운 세상에서
자연의 친구들과 이야기를 나누고 싶어 하는 아기의 마음 때문이랍니다.

아기를 따라 엄마 아빠도 마음껏 날개를 펼쳐 보세요.
하늘과 땅 사이에 존재하는 무한한 생명의 힘과 사랑에 기대어 보면
마음이 든든해질 거예요.

아이가 커 가는 동안에도
좁은 울타리 안에서 감싸려고만 하지 말고
넓은 세상을 헤엄치고, 멀리 날 수 있도록 내보내 주세요.
아이들이 살아갈 미래는 부모 세대들이 가 보지 못한 새로운 세상이니까요.

하늘과 땅, 해와 달과 별까지 온 세상의 축복을 담뿍 받는
행복한 아기들의 탄생을 진심으로 축하합니다.

김근희 · 이담

글 그림 **김근희·이담**

서울에서 태어나 두 사람 모두 서울대학교 서양화과를 졸업한 뒤 미국으로 건너가 뉴욕에 있는 스쿨 오브 비주얼 아트(School of Visual Arts) 대학원에서 일러스트레이션을 전공했습니다. 부부 화가인 두 사람은 주변의 소박한 일상을 그림으로 기록하는 비주얼 에세이 작업으로 다수의 전시회를 열었으며, 미국과 한국의 창작 그림책 작가로 활발히 활동하고 있습니다.

함께 작업한 책 《명량 해전의 파도 소리》는 2010년 문화체육관광부 우수교양도서에 선정되었고, 《엄마의 고향을 찾아서 Journey Home》는 1998년 미국 학부모협회 선정 도서상을 받았으며, 《폭죽소리》는 1996년 볼로냐 어린이 도서전 일러스트레이션 전시 작품으로 선정되었습니다.

최근 출간한 책으로는 《마음대로 그려 봐》《아빠의 봄날》《당산 할매와 나》《모르는 게 더 많아》《민들레와 애벌레》《조각보 같은 우리 집》《겨레전통도감 - 살림살이》《곰이와 오푼돌이 아저씨》 들이 있습니다.

아기별

1판 1쇄 발행일 2011년 11월 21일
글 그림 김근희·이담 | **발행인** 김학원 | **편집인** 선완규 | **경영인** 이상용 | **편집장** 위원석 정미영 최세정 황서현 | **기획** 나희영 임은선 최윤영 박정선 조은화 김희은 김서연 정다이 | **마케팅** 이한주 하석진 김창규 이선희 | **디자인** 김태형 유주현 구현석
저자·독자 서비스 조다영 함주미(humanist@humanistbooks.com)
스캔·출력 (주)로얄프로세스 | **용지** 화인페이퍼 | **인쇄** (주)로얄프로세스 | **제본** (주)책다움 | **표지·본문 디자인** 이안디자인
발행처 휴먼어린이 | **출판등록** 제313-2006-000161호(2006년 7월 31일) | **주소** 121-869 서울시 마포구 연남동 564-40
전화 02-335-4422 | **팩스** 02-334-3427 | **홈페이지** www.humanistbooks.com

ⓒ 김근희·이담, 2011
ISBN 978-89-6591-013-8 13590

이 책의 국립중앙도서관 출판시 도서목록(CIP)은 e-CIP홈페이지 (http://www.nl.go.kr/ecip)와 국가자료 공동목록 시스템(http://www.nl.go.kr/kolisnet)에서 이용하실 수 있습니다. (CIP제어 번호 : CIP2011004619)

이 책은 저작권법에 따라 보호받는 저작물이므로 무단 전재와 무단 복제를 금합니다. 이 책의 전부 또는 일부를 이용하려면 반드시 저작권자와 휴먼어린이 출판사의 동의를 받아야 합니다.